· 预防调理一本通 ·

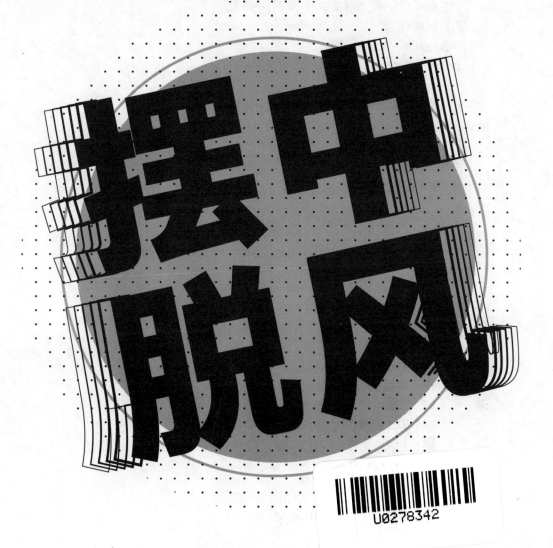

摆脱中风

都占陶 郑 洋 主编

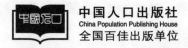

中国人口出版社
China Population Publishing House
全国百佳出版单位

图书在版编目（CIP）数据

摆脱中风 / 都占陶，郑洋主编. — 北京：中国人口出版社，2024.1
（预防调理一本通）
ISBN 978-7-5101-8805-3

Ⅰ.①摆… Ⅱ.①都… ②郑… Ⅲ.①中风—防治
Ⅳ.①R743.3

中国版本图书馆CIP数据核字（2022）第 245141 号

预防调理一本通·摆脱中风
YUFANG TIAOLI YIBENTONG·BAITUO ZHONGFENG

都占陶　郑　洋　主编

责 任 编 辑	张宏君	
装 帧 设 计	侯　铮	
责 任 印 制	林　鑫　任伟英	
出 版 发 行	中国人口出版社	
印　　　刷	天津中印联印务有限公司	
开　　　本	710 毫米 × 1000 毫米　1/16	
印　　　张	13	
字　　　数	180 千字	
版　　　次	2024 年 1 月第 1 版	
印　　　次	2024 年 1 月第 1 次印刷	
书　　　号	ISBN 978-7-5101-8805-3	
定　　　价	28.80 元	

电 子 信 箱　rkcbs@126.com
总编室电话　（010）83519392
发行部电话　（010）83510481
传　　　真　（010）83538190
地　　　址　北京市西城区广安门南街 80 号中加大厦
邮 政 编 码　100054

序 言

早在我国的医典《黄帝内经》中就有对中风的描述，现代医学称为"急性脑血管病"或"脑卒中"，是由于大脑血液循环系统病变所导致的脑功能障碍。中风按起因可分为缺血性脑中风和出血性脑中风，大多数患者为缺血性脑中风。

目前来看，我国居民普遍缺乏对中风的了解和认识，自我保健意识比较淡薄，而且很多人对中风还心存恐惧。因此，在中风发生的时候，往往手忙脚乱，或者病急乱投医，最后延误了治疗的最佳时机而导致悲剧的发生。

为了提高人们对中风的认识，让人们更好地预防中风，以便进行中风的早期治疗和护理，促使人们自觉地养成有益于健康的生活方式，减少导致疾病的危险因素的发生，降低中风的发病率、死亡率、致残率和复发率，我们在总结临床经验的基础上，收集和参考了国内外最权威的文献，编写了《摆脱中风》这本简洁而实用的健康科普读物，以方便中风患者及其家属阅读和参考。

本书共分六章。第一章对中风的基本常识以及中风的危险因素进行了介绍；第二章告诉读者预防中风的诀窍，如何防患于未然，减少中风的发病率；第三章告诉读者在患了中风后采用什么样的治疗手段效果最好；第四章介绍了中风患者在用药过程中应该注意的禁忌；第五章告诉读者如何通过日常饮食调理中风；第六章告诉读者如何对患者进行急救与护理。本书既有一定的专业性，又通俗易懂、简便易学，希望能成为脑中风患者及其家属的良师益友。

现代医学告诉我们，中风是一种可防可治的疾病，只要对其有一个全面而科学的认识，走出以往的认识和防治误区，相信广大中风患者一定会战胜疾病，重获健康。

目录 CONTENTS

目录

第三章　中风的治疗手段　　083

目录

第六章

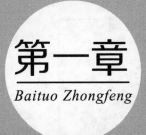

第一章
Baituo Zhongfeng

科学认识中风

中风严重威胁着人们的身体健康与生命，然而，生活中有很多人对中风认识模糊，甚至产生误解，从而让自己和家人的身体健康受到了严重的威胁，甚至失去生命。要预防中风，首先要对它有一个正确的认识，其次才能采取正确的预防措施。

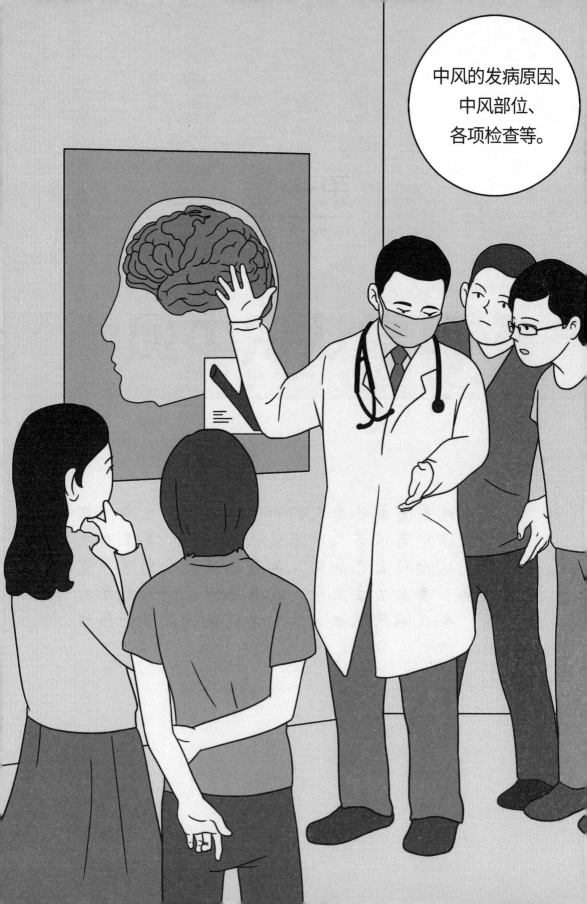

什么是中风

中风又叫脑中风，现代医学称为脑卒中。通俗地说，是指大脑供血突然中止，导致大脑部分区域受损，出现偏瘫失语、行动不便等症状的一种疾病。它是一种突然发生的脑血液循环障碍性疾病。

中风的分类

生活中大多数中风是由于通向大脑的动脉突然堵塞，使得大脑部分区域缺血，造成身体某些功能失控，形成中风症状。也有一些中风是由于血管突然破裂，脑组织内出血，进而伤害了某些神经或者大脑中的部分区域，形成中风症状。基于以上两种病因，中风就包括缺血性脑中风和出血性脑中风两大类。当中风症状持续时间很短，比如限制在24小时之内时，就被称作短暂性脑缺血发作或小中风发作。

中风，其实是中医的叫法，由于本病发生突然、起病急骤、临床见症不一、变化多端而速疾，与自然界"风善行而数变"的特征相似，古代医家取类比象称为"中风"。而在生活中，大多数人也更容易将关注点放在身体的症状方面。事实上，中风指的是大脑的受损情况。

中风的症状

通常，受损大脑部位和受损害的严重程度决定着中风症状。由于大脑的不同部分控制着身体不同部位的功能，因而中风也会有不同的症状表现，症状的轻重也有区别。

● **头痛**：轻度中风会出现头痛的症状，有时候也会完全感受不到头痛。

● **眩晕**：大部分中风患者都会有眩晕的症状，同时还伴有耳鸣或呕吐。

● **呕吐**：中风患者在头痛的同时，会伴随呕吐，而且多为喷射状呕吐。严重时，呕吐物会呈现咖啡色或者酱油样，这表明病情非常严重，要及时救治。

● **言语突发性不清和突然出现严重的吞咽呛咳症状**：大脑中出现缺血性伤害，或者出血性伤害时，语言中枢表现最为明显，表现为患者说话不清、吐字困难。而且由于大脑中枢神经受损，导致咽部、面部肌肉放松或失调，可能造成喝水或吞咽时出现明显的呛咳症状。

● **肢体或面部感觉异常**：中风患者常会出现轻度或中度的肌肉失控，导致口角歪斜或肢体麻痹。

● **口角流涎**：由于大脑部分区域受损，面部神经、咽部神经也受到损伤或失去控制，无法进行正常的吞咽动作控制，容易出现口角流涎的情况。

● **突发视感障碍**：根据中风患者的描述，大多数中风患者在失去意识前都有"眼前发黑"或"眼前飞过蚊子"的感觉。

● **意识障碍**：严重的中风患者常常伴随着神志不清的情况，而神志不清有可能是永久性的，也有可能是暂时性的。

健康小贴士

中风有发病率高、致残率高、死亡率高、复发率高以及并发症多等特点，已经成为人们健康的"杀手"。大家在日常生活中应该多了解有关中风的知识。如果家里有中风患者，更要学习中风的常识，掌握科学的应对方法，并且自己也要养成良好的生活习惯，预防中风的发生。

中风的"一病多名"

很多中风的患者，在门诊或者住院的时候，会有很多疑惑，因为同是中风，有的医生说是中风，有的医生却诊断为其他疾病。其实，并不是医生诊断有误，而是中风有很多种叫法。

中风是症状

中风是中医对脑卒中的叫法，是指风邪入中，导致气机逆乱引起的疾病，而现代医学称为"脑卒中"或者"脑中风"，由于它是脑血管破裂出血或脑血管被堵塞后导致的，因此又叫"急性脑血管病"或者"脑血管意外"。当然，脑血管意外是一个过程，而不同程度又有不同的叫法。如经过头颅CT等检查后，医生会根据脑实质受损情况，确诊为"缺血性脑中风"或者"出血性脑中风"，也可称为"脑溢血"或者"脑血栓形成"。这就是诊断书上针对"中风"出现不同诊断结果的原因。

诊断书上为何不写"中风"

严格来说，为什么不单纯称"中风"，而叫"脑中风"呢？这是因为现在对身体其他部位，由于急性血管病变引起的栓塞或出血，有的也被称为"中风",如俗称的腹中风(或称多发性肠系膜血管破裂和腹腔出血)、眼中风(或称眼底视网膜血管出血或阻塞)、腿中风(或称下肢急性动脉栓塞)等。本书如无特别说明,中风均指的是脑中风。此外,脑中风因细分为出血性和缺血性两大类,在诊断过程中因中风病因不同,又分为脑出血、蛛网膜下腔出血、短暂性脑缺血发作、脑血栓形成和脑栓塞等几类,其中脑血栓形成这类疾病最为常见。脑出血、脑血栓形成及短暂性脑缺血发作多是由于高血压和动脉粥样硬化引起的;蛛网膜下腔出血多是因为脑动脉瘤、血管畸形等引起的;脑栓塞这类疾病多发于有心脏病的患者。

健康小贴士

现代医学研究发现,中风的很多具体表现,是脑血管破裂出血或脑血管被堵塞使脑实质缺血所致,因此,现代医学习惯性把中风称为"急性脑血管病"。医生所诊断的"脑中风"或"脑血管意外",其实就是"急性脑血管病"的一个别称。

诊断中风的注意事项

正确的诊断是合理治疗中风的前提，要做好中风疾病的诊断，除了需要详细了解中风患者的病史和认真进行体检外，还应该做一些必要的辅助检查并进行科学的分析。脑血管病诊断包括以下几个方面。

患者定位诊断

由于大脑结构极为复杂，而且大脑很脆弱，某些部位的细微损伤，就有可能导致行为或肢体功能上的重大改变，因此定位诊断尤为重要。一般来说，中风患者的定位诊断要确诊病变的具体部位，并诊断该部位病变到底是弥漫性的还是局限性的，这直接决定着中风的严重程度，以及可恢复的概率。

通常，大脑病变部位不同，表现出的症状也不同。中风的病变经常会发生在大脑半球、小脑或脑干。如果大脑半球发生了病变，患者的中风症状往往是一侧面舌瘫、肢体偏瘫与偏盲等。如果小脑发生了病变，则主要表现为剧烈眩晕，甚至站立不稳、眼球震颤等。小脑中风是中风中治疗效果比较好的，只要发现得早，并及时施以内科或外科处理，死亡率会明显降低。除了大脑中风、小脑中风外，还有因脑干病变引起的中风。由于脑干区域非常复杂，并且脑干部位包含着很多神经中枢，因此定位诊断时有些复杂，不过症状较为明显，可能会出现交叉性瘫痪，或者病灶同侧嘴歪、舌斜等症状。一般情况下，CT或磁共振检查（MRI）可以确诊脑中风病变发生的部位。

患者定性诊断

由于中风发病急，病情发展快，医生或者家人需要尽快确诊病情并进行治疗，才能最大限度地抑制中风程度的加深。因此，当患者出现中风症状时，医生还需要通过了解患者发病的经过、病情特点和病变部位，分析疾病的性质，确定到底是出血性脑中风还是缺血性脑中风，并根据疾病不同的性质，采取不同的治疗方法。

患者的病因诊断

中风的治疗原则是"越早越好"，如果在中风发病当天能够准确而有效地采取措施，最有利于中风患者的恢复。而如果想要在最短的时间内确定最佳的治疗方案，就需要准确地了解病因。

当了解到中风患者发病的全过程，并结合定位和定性后，找出发病的具体原因成为中风诊断中最重要的环节之一。通常，中风都是由于脑血管疾病引起的，而脑血管疾病主要是因为高血压或脑动脉粥样硬化而引起的。另外，近来研究发现，血液中某些成分的改变和天生的高凝状态也会导致中风的发生。对于这些原因，医生必须弄清楚后，才能拿出准确而有效的治疗方案。

健康小贴士

　　正确的诊断是合理治疗中风的前提，而要做好诊断，除了需要详细了解中风患者的病史，仔细进行必要的体检外，还应该做一些必要的辅助检查并进行科学的分析，只有这样才能及时确诊并医治。

中风患者的常规检查

由于中风是大脑受到了损害，或者神经系统某些部位发生了病变，在定位、定性以及病因的诊断过程中需要某些特殊的检查项目。那么，中风患者都需要做哪些检查才能确诊呢？

脑CT扫描

脑CT扫描项目的检查是目前中风诊断的重要手段，它又叫电子计算机X射线断层扫描技术。CT根据人体不同组织对X射线的吸收与透过率不同，进行扫描，并将数据传入电子计算机进行分析、处理，以检查脑内发生的细小病变。脑CT检查的精度非常高，尤其是对出血性脑中风的诊断率，可以达到100%，而对缺血性脑中风的诊断率可达85%。因此，如果患者出现了某些中风症状，只需做脑CT基本就可确诊。不过，如果患者患的是缺血性脑中风，脑CT可能并不能及时发现病灶，需要等发病时间达24小时后才能确诊。

脑CT因扫描层数不同而有不同的价格，但鉴于其对中风的诊断率，做一次是必需的。

MRI（磁共振成像）

MRI是继CT之后医学影像学中的又一里程碑式发明，它通过将人体放入特殊磁场，并用无线电射频激发人体内氢原子核，引起氢原子核共振的方式获得图像。相对于CT，MRI成像更加清楚，对更细微的人体结构变化有更精准的发现，且发病6小时左右即可明确责任病灶。不过，它的空间分辨率不及CT，而且由于要通过磁场发射射频，身体上不能有金属，比如安装有心脏起搏器，或者身体某部位有金属异物的人就不适合做MRI检查。

另外，MRI检查价格高昂，成像时间长，因此并不是急性中风患者的首选。

脑超声波

超声波是利用发射超声波在大脑内遇到实质"阻碍"后反射的机制成像的。同CT或MRI检查相比，脑超声波的检查更方便，价格也低廉，它在鉴别病变组织的大小、实质性、是否存在液体或气体方面有相对优势。

在中风诊断中，脑超声波的最大价值体现在能检测出出血性脑中风，或者能对因脑软化造成的脑水肿进行确诊。不过，这需要多次或至少相隔两天的两次检测才能检查出来，患者有可能因选择脑超声波确诊，而延误了中风治疗的最佳时期。

血糖、尿糖测定

血糖和尿糖检测是身体检查过程中最基本的检查项目。通过这项检查可以大致了解患者的身体营养状况，以及是否有糖尿病病史。事实上，中风患者的治疗、预防与糖尿病有很大的关系。如中风患者空腹血糖超出了正常水平，则意味着中风患者的脑损害严重，这会影响中风的恢复与治疗，严重的甚至可能造成死亡。因此，医生在确诊患者中风后，一般都要求患者检测血糖、尿糖，以便为确定治疗方案提供重要依据。

血液检查

血液检查是身体检查的基本项目，可以根据血液中各细胞，尤其是白细胞的数目来查看身体的状况。另外，通过多次检查发现，白细胞及嗜酸细胞的数量与中风损伤程度和治疗有密切关系。通常，白细胞总数在 10×10^9/升以下，中风患者的治疗效果往往比较好，但当血液检查发现患者的白细胞总数在 20×10^9/升以上时，死亡率就会明显增高。另外，血液检查中的白细胞计数也有助于中风的诊断。有中风症状的患者白细胞总数增高，可能意味着出血性脑中风的急性发作；而白细胞总数大体在正常范围内，则有可能是缺血性脑中风或者出血性脑中风的非急性发作期。

嗜酸细胞的数目则与中风病情有关。通过临床观察发现，有中风症状的患者嗜酸细胞越少，中风病情往往越严重，而随着病情的好转，嗜酸细胞的数目也会逐渐恢复。

血脂检查

血脂检查也是常规检查中非常重要的一项。中风多是由于脑血管发生病变或者血液中某些化学成分发生变化，导致血管发生病变，并进一步影响了大脑或神经系统功能引起的，而血液中血脂浓度直接关系着血液成分是否标准。高脂血症通常能诱发动脉硬化，进而影响脑供血，因此血脂检查也是中风确诊或治疗期必做的检查项目之一。

血液流变学检查

对中风患者来说，血液黏稠度的些微变化都有可能影响中风的治疗或者恢复。大部分患者之所以发生中风疾病，都是因为血液黏稠度过高，血液中某些化学成分发生了变化，并附着在血管壁上损害了血管壁的弹性，影响了血液的输送，进而造成大脑供血不足，或者脑血管疾病。从这个层面上说，中风患者定期检查血液流变学的指标是必要的。

另外，脑血流图其实也算是血液流变学检查的一种。脑血流图能够客观地反映脑血管的变化，对判断脑血管病，诊断中风、治疗中风有一定的参考价值，但脑血流图并不是中风患者必要的检查项目。

脑电图检查

脑电图是检测中风治疗效果的一种手段，如果脑电图呈现病变进行性加重，常常意味着中风患者的预后不良。如果中风治疗后，脑电图正常，则表明治愈情况良好。

除了以上的检查外，有些医生可能还会根据医院设备，以及病情需要等情况，进行各种微量元素水平、激素水平（如T3、T4）等方面的检查，这对中风的诊治也有不同程度的参考价值。

总之，在中风的诊断与治疗过程中，要求确诊精准，可能会借助一些高技术含量或者高科技仪器进行检查。当然，高技术含量或高科技仪器检查的价格不菲，中风患者可根据自己的经济情况，结合医生的意见选择必要的检查项目。

健康小贴士

医生除了要为中风患者做一些身体上的检查外，还需要做一些其他项目的检查。具体做哪些检查，应该根据患者的病情进行选择，而不是盲目地逐项检查。应了解中风的一些具体症状，做一些更适合的相关项目的检查，既能很快地确定病情，又能节省开支，可谓一举两得。

中风患者为何要反复做CT

让有些中风患者及其家属无法理解的是，从中风发病到康复的这个阶段，医生为什么一直要让中风患者反复多次做颅脑CT检查？这难道不是在增加中风患者的经济负担吗？

对中风患者来说，做一次CT就足以明确中风是出血性的还是缺血性的。如果是出血性脑中风，在中风后马上就可以在颅脑CT片上看到高密度病灶，同时还可以了解到出血的部位与大小。在排除了出血性脑中风后，就是缺血性脑中风了。但是，在遇到下列几种情况时，就要做CT复查了。

缺血性脑中风的早期

缺血性脑中风的早期，在颅脑CT片上可能没有异常现象，大约24小时后才能见到因缺血而造成的低密度脑梗死灶。遇到这样的情况，要结合中风患者的病史和病况，在24小时或者更长时间以后给予CT复查，确诊到底得了什么病。

中风治疗过程中

如果中风病情的演变超出一般的规律，或病情突变、加重时，最好做一下CT复查，以观察是不是有新的中风疾病发生。

蛛网膜下腔出血引发的中风

蛛网膜下腔出血后很容易发生再出血的情况，所以要及时做CT复查。部分脑出血患者，在数小时内血肿就会继续扩大，与原来发病初的CT表现不同，以后的病情可能还会不断发生变化，因此还需要做CT复查。

另外，有些脑肿瘤患者发病时的症状与中风发作时的症状类似。而单次CT检查，难以确认病变的性质，除了做CT增强检查可帮助区别外，有时还需要做CT随访检查，以观察CT影像上的变化来判定病变性质。

健康小贴士

考虑到上述几种特殊情况，对部分中风患者来说，复查CT是完全有必要的，因为这样能够动态地观察病情的演变，以便正确地指导治疗及进行疗效的判断。

中风的病因和诱因

中风虽有发病急、突然性发作等特点，但病理过程则多是缓慢发展的，在这个缓慢的病理变化过程中，常常会有一些诱发因素促使中风病理变化突然加快，甚至升级。

任何疾病的影响因素都不可能是单一的，中风也是如此。中风的病因和诱因复杂多样，大多数都与血液的变化、血流的变化或者血管的变化有关。生活中如果能很好地控制或者避免这些因素，你才有可能远离中风。

动脉粥样硬化

动脉粥样硬化是导致中风的最主要原因之一，临床统计表明，70%的中风都是由动脉粥样硬化导致的。动脉是人体血液与营养的传送途径，动脉发生粥样硬化后，弹性降低、运输能力降低，并导致了脑供血不足，严重时可以导致缺血性脑中风。另外，动脉粥样硬化还可能伴随着血液中某些化学成分的变化，容易导致发生血栓，或引起脑血管破裂导致出血性脑中风。

高血压

高血压是常见的中老年疾病之一，往往伴随着血管、心脏功能的降低。心脏是"泵血机"，血管是血液运输"管道"，这两个器官发生了器质性变化，极容易影响血流以及血液中化学成分的变化。另外，临床统计发现，高血压是中风最主要、最常见的病因之一，93%的脑出血患者都有高血压的病史。

高脂血症

高脂血症是指血脂代谢发生紊乱，脂肪代谢或运转出现异常，血液中脂质浓度超出正常标准的一种疾病。血液中血脂增加，容易导致在皮肤的真皮层内沉积，大大提高形成黄色瘤的概率；同时，血液中过量的脂质在血管内皮沉积，造成血管壁变窄，血液黏稠度增加，易形成动脉粥样硬化，增加患中风的风险。

心脏疾病

心脏与血液循环息息相关，心脏出现疾病时，其泵血功能受损，血液运行力量减小，就可能会影响到大脑的供血，造成脑供血不足。另外，某些心脏疾病，如心房颤动、心内膜炎等，还有可能产生附壁血栓，进而导致中风。

脑血管先天性异常

脑血管先天性异常的人患中风的概率要远远大于脑血管正常的人。因为脑血管是向大脑输送血液、营养的唯一途径。如果脑血管有先天性异常，则更容易因出血或缺血，导致大脑或者部分神经系统受损。一般说来，脑血管先天性异常是蛛网膜下腔出血和脑出血的常见原因。

糖尿病

糖尿病意味着患者体内胰岛素缺少，血糖指标增高，极易改变血液的化学成分，引起血液黏稠度过高。当糖尿病患者并发中风时，意味着控制人体激素分泌的丘脑损害严重，不利于中风的治疗和痊愈。

情绪

情绪、心情等感性因素也会对生理机能产生某些影响，造成血液中某些化学成分的变化。如果此时患者已有患中风的倾向和身体基础，而仍不注意平复情绪，则容易诱发中风。

饮食不规律

饮食不规律，如暴饮暴食或过度节食、进餐时间不规律等都可影响大脑或心脏的供血，诱发中风。另外，酗酒也可能导致中风的发生。

吸烟

吸烟也是导致中风的一大诱因。吸烟可引起血液黏稠度升高，降低红细胞的变形能力，长期吸烟者的体内含有大量尼古丁，而尼古丁可以使肾上腺释放肾上腺素及去甲肾上腺素，引起血管收缩或痉挛，以及促使血小板聚集，这些都不利于血液的正常流通。一旦血液循环变慢，血液中某些成分就容易黏附在血管壁上，导致心脑血管疾病，增加患中风的危险。临床统计数据证明，长期吸烟的人患缺血性脑中风的概率要比不吸烟的人大得多。

除了以上因素外，过度劳累、用力过猛、超量运动、突然坐起和起床等体位改变，以及气候变化、妊娠、大便干结、看电视过久、用脑不当，或者患者服药不当等也是容易影响血液运行的因素，易诱发中风。

健康小贴士

中风有很多病因和诱因，了解中风发病的病因和诱因，就可以有效地预防中风的发生。因为中风的发病方式虽具有急性、突发性等特点，但病理过程则多是缓慢发展的，在这个病理变化的过程中，中风的一些诱发因素促使这个变化过程突然升级。所以，患者及其家属应该掌握中风的病因和诱因，以免受到更多的伤害。

心脑血管疾病与中风

很多心脑血管疾病都能诱发脑中风。事实上，心脑血管疾病是中风发生非常重要的诱因，它们也常是导致出现中风症状，如猝然昏倒、不省人事、口眼歪斜、不能言语、面部偏瘫等的"罪魁祸首"。脑血栓等心脑血管疾病是中老年人的常见病症，而其诱发的中风常常会危及中老年人的生命。因此，患有心脑血管疾病的老年人的家属要对这些疾病，以及不同种类的中风有一个大致的了解，以便万一发生意外时，尽快采取措施，挽救家人生命。

脑血栓

脑动脉粥样硬化后，促使血管内腔逐渐狭窄乃至完全闭塞，导致脑血栓的形成。血栓阻碍了血管内血液的运行，导致局部脑组织供血不足，发生软化、坏死，进而出现中风。在临床统计中，脑血栓是中风发病率最高的疾病，且多在年龄为55～65岁的中老年人身上发生，而且男性多于女性。

脑血栓导致的中风发病要显得安静得多，它不会骤然给身体造成不适，而是慢慢地影响身体健康。发病初期，患者会有轻微的头晕、无力、头痛、肢体麻木的症状，而随着时间的推移，这种症状感受会越来越明显，在2～3天之内，便会出现意识障碍、半侧肢体失灵、失语、昏迷等情况，严重时就会造成死亡。因此，当家中有脑血栓患者开始出现不明原因的头晕、无力、头痛等症状，而且使用药物并不能减轻症状时，最好及时到医院去检查，以明确原因，以免因对病情不清楚，而延误治疗中风的最佳时期。

脑栓塞

脑栓塞的形成原因与脑血栓的形成有一定的相似点，它们可能是血液中血凝块、脂肪、空气，也有可能是心脏瓣膜上的赘生物。虽然脑栓塞看似与脑血栓相同，但事实上，两者有明显的不同。脑栓塞是指身体其他部分，如四肢血管、心脏等部位因血液中化学成分的变化或者血管等因素，形成了一定大小的"栓子"。该栓子随着血液进入血管，并流入脑动脉，在脑动脉的狭窄处堵塞管腔，从而影响脑血液的供给，并导致脑组织局部发生缺血、软化等病变。

脑栓塞诱发的中风要比脑血栓诱发的中风更加强烈，它起病很急，而且多数情况下没有先兆，症状和脑血栓非常相似，经常会伴有头痛、呕吐、意识不清、偏瘫等症状。其发生年龄也更加年轻，多为20~40岁的中青年。因此，家中如有风湿性心脏病、亚急性细菌性心内膜炎、心房纤颤等疾病史的患者，要格外小心。因为这类人患脑栓塞的可能性要比其他人大，而且出现中风的概率也会高很多。

脑梗死

脑梗死是指由于脑部血液供应障碍，缺血、缺氧引起的局限性脑组织的缺血性坏死或脑软化。临床常见类型有脑血栓形成、脑栓塞、腔隙性脑梗死等。

脑血栓形成是脑梗死中最常见的类型，通常指脑动脉的主干或其皮层支因动脉粥样硬化及各类动脉炎等血管病变，导致血管的管腔狭窄或闭塞，造成脑局部供血区血流中断，发生脑组织缺血、缺氧、软化坏死。

脑栓塞是指各种栓子随血流进入颅内动脉系统，导致脑血管发生异常堵塞，引起相应供血区脑组织缺血坏死及脑功能障碍。由于栓塞造成的脑梗死也被称为栓塞性脑梗死，约占脑梗死的15%。

腔隙性脑梗死在脑CT检查没有产生之前是很难确诊的，它的主要特点是病变小。其病理基础是在高血压和动脉硬化的基础上产生的，因大脑深部的微小动脉发生闭塞，从而引起脑组织发生缺血性病变。

多发性脑梗死，是指两个或两个以上不同的供血系统脑血管闭塞引起的梗死，多为反复发生脑梗死的后果。除常见的瘫痪、感觉与语言障碍外，还可能出现痴呆。本病的病灶越多，痴呆的发生率越高，双侧梗塞较单侧更容易发生痴呆。

小中风

不少脑梗死发病前短时间内出现过一侧肢体无力或麻木症状，伴有突然言语不利或吐字不清。但由于上述症状常在数分钟内消失，头部CT检查正常而不易引起重视。其实，这是微小脑血栓引起的短暂性脑缺血发作（TIA），医学上称为小中风。约有一半小中风患者在5年内会发生偏瘫，因此必须高度重视小中风，及早就诊防治。

小中风也是在脑动脉硬化的基础上发生的，只不过病变程度轻一些，脑组织缺血时间短暂而已。小中风多发生在有脑动脉硬化或高血压病史的老年人身上，它的表现与中风先兆症状相同，主要表现是手中物品突然落地、偏瘫、偏盲、偏身感觉障碍、单眼视力障碍、头痛眩晕、耳鸣及吞咽困难、言语不利等。小中风与中风先兆的区别在于：症状很快消失，持续数分钟至1小时，最长不超过24小时，小中风一般在24小时内恢复正常。如果检查小中风患者的脑组织，会发现没有脑细胞死亡。小中风过后，患者的脑细胞应该完全正常。如果超过24小时，患者就会出现脑细胞死亡，这时就是脑梗死了。曾患过小中风的人，有30%会在一年之内脑梗死发作。因此，对于小中风，患者千万不要轻视。

健康小贴士

小中风发作，通常是大中风的前兆。一般在小中风发作7～15天内，就会发作大中风。小中风发作前通常都有明显的征兆，如果心脑血管患者突然出现剧烈的头晕、头痛、恶心、呕吐等症状，并且明显感觉与往日不同时，要注意小中风发作的可能。

中风后遗症的早期症状

中风最主要的临床表现是神志障碍和运动、感觉以及语言障碍。经过一段时间的治疗，部分患者除了能够神志清醒外，其余的症状仍然会不同程度地存在，这些症状称为中风后遗症。后遗症的轻重与梗塞的部位、大小以及患者的体质和并发症密切相关。一般来说，中风常见的后遗症有以下几个方面。

麻木

患者一侧的肢体，尤其是肢体的末端（如手指或脚趾），或偏瘫侧的面颊部皮肤会有蚁爬的感觉，或有针刺感，表现为对刺激的反应迟钝。而且麻木常与天气的变化有关，如果天气发生极大的变化，如潮湿闷热、下雨前后、天气寒冷等情况下，麻木的感觉会更加明显。

口舌歪斜

患者一侧的眼袋及以下的面肌瘫痪。具体表现为鼻唇沟变浅、口角下垂、露齿等症状。患者在鼓颊和吹哨的时候，口角会歪向一侧，伴随流口水，说话的时候更为明显。

中枢性瘫痪

中枢性瘫痪，又叫上运动神经元性瘫痪，或称痉挛性瘫痪、硬瘫。中枢性瘫痪是由于大脑皮层运动区锥体细胞及其发出的神经纤维——锥体束受损而产生的症状。由于患者的上运动神经元受损，从而失去了对下运动神经元的抑制调控作用，使脊髓的反射功能"释放"，导致随意运动减弱或消失，临床上主要表现为肌张力增高，腱反射亢进，出现病理反射，呈痉挛性瘫痪。

周围性瘫痪

周围性瘫痪，又叫下运动神经元性瘫痪，或称弛缓性瘫痪、软瘫。周围性瘫痪是由于患者的脊髓前角细胞及脑干运动神经核及其发出的神经纤维——脊髓前根、脊神经、颅神经受到损害而产生的瘫痪。由于下运动神经元受损，使其所支配的肌肉得不到相应的冲动兴奋，临床上表现为肌张力降低，反射减弱或消失，还伴有肌肉萎缩，但没有病理反射。

健康小贴士

对于中风后遗症来说，早期预防与及早治疗是非常重要的。中风后遗症是以脑细胞以及神经损伤为标志的。中医认为，中风后肝肾不足、气虚血瘀，适合服用补气活血、调补肝肾之类的药以缓解病情。

对中风认识上的误区

很多人对中风存有一定的认识上的误区。这些不正确的认识不仅存在于普通大众之中，也存在于很多医务工作者中。这些误区可以概括为以下几点。

中风是"一种"病

其实，中风不仅仅是一种疾病，它是对急性脑血管病的统称或俗称，是一类疾病，包括脑出血、蛛网膜下腔出血、脑栓塞、脑血栓形成、腔隙性脑梗死和小中风（短暂性脑缺血发作）等多种疾病。一部分属于出血性脑中风，另一部分属于缺血性脑中风。

只有中老年人才得中风

虽然90%以上的中风多发生在40岁以上的人群，但是，这不是说年轻人就不会得中风，年轻人也会有中风的情况，而且近年来呈上升的趋势，特别是蛛网膜下腔出血，在年轻人中并不罕见。

血压正常或偏低者不会得中风

血压偏高的人患中风的相对来说确实较多，但血压正常或偏低的脑动脉硬化患者，也会有中风的危险。由于脑动脉管腔变得高度狭窄，或者其他的相关因素，也会引发中风。尤其是血压偏低可导致脑血流变缓，更容易引发缺血性脑中风。

得了中风不死必残

过去得了中风确实如此，但近年来由于医疗技术的不断进步，中风的治愈率有了明显的提高，中风后的5年内生存率已达到62%，平均寿命已延长至66岁，后遗症的情况也越来越少。

中风只能进行药物保守疗法

过去是这样的治疗方法，但近年来国内外已开展了手术疗法，而且治疗效果也较好。缺血性脑中风可开展动脉内支架植入术、颅外动脉搭桥术、大网膜颅内移植术、椎动脉减压术等。出血性脑中风如果是中等量出血经药物保守治疗效果不理想的情况即为手术适应证，可开展的手术主要有两种：开颅清除血肿和立体定位手术清除血肿。

中风治愈后很少复发

中风是极容易复发的疾病，而且复发率高达25%，还有多次复发者。这是因为所谓的中风治愈仅仅是临床症状的消失，其病理基础——动脉硬化、高血压与血液流变学改变还没有彻底治愈，所以，中风患者应该认真对待中风的复发。

健康小贴士

　　患了中风后，最可能出现的症状是肢体上的行动不便，而患者往往也会由于担心病情以及日后生活等方面的因素，出现沮丧、悲观等情绪，这非常不利于中风恢复。对于一个早期中风患者来说，即使困难也要坚持康复锻炼，并且使自己保持积极的情绪，这对中风的恢复非常有利。

中风会遗传吗

生活中人们发现，家族中如果有中风患者，其后代出现中风的概率，要远远高于家族中没有中风病史的家庭。难道中风也遗传吗?

事实上，中风是中医对脑中风症状的一种描述。一般情况下，症状是不会遗传的，而导致某种症状的疾病却会在基因中"遗留"下来，并"传承"下去。从这个层面来说，中风虽然不会遗传，但导致中风的疾病却有一定的遗传因素，如心脑血管疾病。

在目前已知的3000多种具有遗传因素的疾病中，心脑血管疾病，如高血压、冠心病等都是其中一员。高血压原本是血液对血管壁压力增加的表现，其表现受遗传和外因两种因素影响。

在对高血压和脑血管疾病病因的研究中，环境因素是外因，而遗传因素常作为内因之一，已经引起很多人的重视，因为在同样的不利环境因素影响下，有的人容易发生脑血管病，有的人则不会发生。这就涉及人们不同的"遗传易感性"。在研究中，人们也的确发现高血压患者的体内有着若干遗传性标记的存在，比如血浆中的去甲肾上腺素含量较高、葡萄糖耐量降低，以及血细胞膜离子转运表现异常等，这些在生化和病理上的遗传性缺陷，都有可能成为诱发中风的因素。

脑血管疾病常常伴随着高血压，并且会在血液的化学成分中发生变化，而这种细微的变化也有可能在后代中"遗留"下来，并最终成为后代患脑血管疾病的最大内因。心脑血管疾病以及高血压的遗传特性决定了患此病的人群可能也多了更多中风的诱因。因此，如果家中有高血压或者其他心脑血管疾病患者，那么后代或者相关家属一定要注意自己与之相关的身体状况，尽量避免诱发家族性的心脑血管疾病，进而导致中风。

健康小贴士

虽然高血压属于引发脑血管疾病的最危险因素之一，但脑血管疾病的发生并非完全取决于血压的高度，因此有心脑血管疾病家族史的人也不必过于惊慌。不过，在日常生活中对于父母患有高血压的人群来说，应该提高防范脑血管疾病的意识，控制血压、尽量避免脑血管疾病的发生，这同时也是在预防中风。

鲜为人知的其他部位"中风"

在很多人的意识中，或者在通常的概念里，中风是指由于动脉粥样硬化而引起的脑血管类疾病。但人体是一个整体，动脉粥样硬化的问题不仅仅会引起脑中风，而且会影响到全身的各个器官，从而引起相关部位的"中风"。

子宫中风

子宫中风又被称为老年性子宫内膜出血性坏死，具体是指在妇女绝经以后，由于心血管功能代偿性失调而引发的一种临床表现，这个疾病虽然发病率较低，但也并非罕见。因此，对于老年妇女来说，应该在日常生活中提高警惕，及早识别疾病的征兆，以防出现生命危险。子宫中风的疾病特征表现为阴道出血，出血量与持续时间的长短会因人而异，各不相同。有的人可能会突然发生大量的出血，导致休克；有的人则表现为间断性少量出血，面部呈现贫血的状态。

肠中风

一般来说，肠中风在发作前都会有一些明显的征兆，如饭后常有饱胀感，上腹部常常感到不适或隐隐作痛，每次这样的症状会持续一两个小时；在摄入脂肪过多或饱餐后等情况下，症状就会加重，持续时间也较长。肠中风的时候，腹痛的感觉就好像肚子被人用手紧紧抓住一样，这种腹痛和便血的现象有时可以自行缓解，但同时也可能会反复发作，病情可能会迁延数日甚至更长。

耳中风

生活中会有一些老年人在一觉醒来后，或遭遇一些意外事件后，突然发现自己的一侧耳朵或双耳听不见声音了，但是在检查神经系统的时候又完全正常，这叫突发性耳聋，也叫耳中风。耳中风也是一种血管性疾病，其发病的原因与平时的生活紧张、情绪波动以及动脉硬化都有关系。

眼中风

在一些中老年人群中，眼睛也会中风，具体表现为突然出现一只眼睛"暴盲"，或只能看见一点光亮。

健康小贴士

尽管在人体上可以有许多部位的"中风"，但通常生活中人们提到的"中风"多指脑中风。对于其他器官中出现的中风，虽然其形成原因与脑中风相同，但相对于脑中风，其治疗过程要明显简单一些。

"手脚灵活"的中风不容忽视

说起中风的一些症状，很多老年人都能讲出一些来，比如手脚不能动、口齿不清、嘴巴歪斜、头晕头痛、昏迷等。这些说法都很对，但并不全面。还有另一类"中风"——蛛网膜下腔出血，它没有任何的肢体活动障碍，发病后手脚也能活动自如，也没有口齿不清、口眼歪斜等人们熟知的"中风"的典型症状，但它对患者生命的威胁却绝不亚于任何一种脑出血或者脑梗死。

蛛网膜下腔出血

蛛网膜下腔出血是指颅内血管破裂后，血液流入蛛网膜下腔引起的神经、精神综合征，英文简称SAH。除去外伤等因素，自发性蛛网膜下腔出血的原因主要有颅内动脉瘤破裂、脑动脉硬化、颅内肿瘤、动静脉畸形、血液病（如白血病、再生障碍性贫血等）、血管炎等疾病。

发病前症状

在发病之前，患者通常只有头痛、头晕等不适症状。此病大多在活动（如弯腰、咳嗽、大小便）或情绪激动时容易突然发生。患者一般情况下意识很清醒，常伴有剧烈头痛、呕吐等症状。

不过，也有不少老年患者因自身的反应比较迟钝、对痛觉不敏感等原因，可能没有剧烈的头痛症状，仅仅表现为精神行为方面的异常，如定向障碍、近期遗忘、萎靡不振、疲倦、淡漠、幻觉等症状。由于蛛网膜下腔出血不破坏脑实质，所以患者的四肢活动不受影响。

通常，怀疑有蛛网膜下腔出血的患者只要查一下头颅CT，发现颅内有明确出血灶，就能确诊。但也有部分出血量较少的患者，头颅CT不能显影，必须依靠腰穿来诊断。

蛛网膜下腔出血的危险时机

蛛网膜下腔出血的最大危险不是在发病当时，而在于出血后继发脑血管痉挛及再出血。出血后一周内发生再出血的危险性最大，得病后3周乃至1个月都有再次发生大出血的可能。据统计，蛛网膜下腔再出血的病死率高达41%～46%，远远高于蛛网膜下腔出血的病死率（25%）。所以，蛛网膜下腔出血一旦明确诊断，所有患者都必须绝对卧床休息一个月到一个半月，以防意外发生。

蛛网膜下腔出血的防治

蛛网膜下腔出血也并非是无法抵挡的"洪水猛兽"，只要正确对待，积极配合医生治疗，患者大多能康复。值得一提的是，由于蛛网膜下腔出血没有损伤到脑实质，不会引起肢体瘫痪，所以患者康复后的生活质量一般不会下降。

治疗蛛网膜下腔出血，以防止再次出血、减轻动脉痉挛和治疗并发症为主要原则。内科治疗通常会选用一些止血、解痉、降低颅内压的药物，如有必要，也会加用一些止痛药、镇静药等。对于证实有动脉瘤或动静脉畸形的患者可考虑手术治疗。对于患者及家属来说，积极配合医生治疗是帮助患者早日康复的重要一环。

第一，患者必须有一个安静、宽松的住院环境，必须坚持在四周内严格卧床休息，连大小便也不能起身。且不能激动，不要用力、屏气，也不要过分担心病情，尽量放宽心。作为家属，不要因为紧张而过分关心患者的一举一动，不要不停地询问患者有何需要，以免影响患者休息。更忌讳许多亲戚朋友轮流探望，因为这样不仅不利于患者的休息，还会增加患者出现并发症的危险，不利于病情的好转。

第二，在治疗过程中，患者出现发热、食欲减退、萎靡不振等不适，或因为头痛剧烈或长期不能活动而烦躁不安、吵闹时，医生会适当给予一些镇静止痛药。同时，家人的耐心劝导和关怀对安抚患者也大有帮助。

第三，到了治疗后期，随着头痛、头晕等不适逐渐消失，不少患者没了耐性，家属也放松了警惕，以为病全好了，可以松一口气了。殊不知，这恰恰是最危险、最易发生再出血的时刻。临床上曾遇到过不少蛛网膜下腔出血的患者，在准备出院时突然发生再出血而死亡的事件，而导致再出血的原因就在于患者的麻痹大意。

第四，当康复出院后，有些患者可能仍有反应迟钝、情绪不稳定等后遗症。让患者以最接近正常人的生活方式生活是很有用的锻炼方法。应尽量让患者做到生活自理，更多地与外界交流。当然，初愈患者还是应该注意多休息，以免太过劳累导致再次发生脑血管意外。

健康小贴士

　　蛛网膜下腔出血是中风中发作比较急的类型，且各年龄段均可发病，以青壮年多见。一般情况下，蛛网膜下腔出血多在情绪激动中或用力的情况下发生。发病时可伴有强烈的恶心、呕吐症状，眼白处可见出血，少数人有偏瘫、失语等症状。

小心"双重中风"

大多数情况下，中风都是单一出现的，比如出血性脑中风或者缺血性脑中风等，但有时缺血性脑中风和出血性脑中风会同时出现在一个患者身上，这种情况被人们称为"双重中风"。

"双重中风"更加危险。某一方面因素引起的中风，如抢救不及时都有可能造成生命危险，在面对出血性脑中风和缺血性脑中风同时出现时，生命受到威胁的概率已经加倍。因此，一定要重视"双重中风"的及早发现和治疗。

"双重中风"并不难发现，随着近年来头颅CT及磁共振成像等检查手段的普遍应用，人们对中风的诊断越来越精确，"双重中风"的面目也越来越清晰。

"双重中风"在临床上的表现有以下一些特点：

☐ 多发生于老年人，60岁以上者约占半数。

☐ 75%的患者有高血压及脑动脉硬化病史，且发病之初有血压增高的征象。

☐ 多数患者在活动状态下发病，安静时发病较少。

☐ 患者可出现偏瘫和意识障碍，但一般都比较轻微。

☐ 脑膜刺激征轻微，脑脊液改变很少见。

☐ 头颅CT及磁共振成像检查可见出血病变与梗死病变共存，但直径多不超过2厘米。

在这里之所以将"双重中风"专门提出来，是因为"双重中风"的危害要远比单一中风大，而且治疗起来也比单一中风更难。由于"双重中风"的状况是出血与缺血并存，所以，在治疗的时候一定要慎重，既不能过多地应用降压止血药，也不能过早地使用扩张血管药和抗凝药，以免造成更大的血栓或者血流不止，导致更严重的中风症状。最好的治疗办法是两种情况兼顾，合理使用药物，控制各种症状的"进展"，争取在平衡状态中遏制住中风的持续发展。

健康小贴士

生活中，一部分心脏病患者，如心房颤动、心脏瓣膜病或心肌病等，或者已经安装过心脏起搏器的人很容易患"双重中风"。因为有这些心脏病的患者，在心脏内很容易形成赘生物，而且随着心脏的不规则跳动，赘生物就会脱落下来，并导致既有脑血栓又有脑出血的"双重中风"。因此，心脏有疾病的人，或者经受过心脏外科手术的人，应格外警惕"双重中风"。

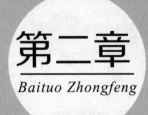

第二章

Baituo Zhongfeng

中风早知道，
预防有诀窍

中风是一种对人体伤害极大的疾病，一旦发生就会对大脑或神经系统造成不可逆的伤害，严重者可能还会出现偏瘫、行动不便、头脑清醒但失语等情况，给患者本人及亲人带来极大的痛苦与负担。因此，抓紧预防中风是关键。

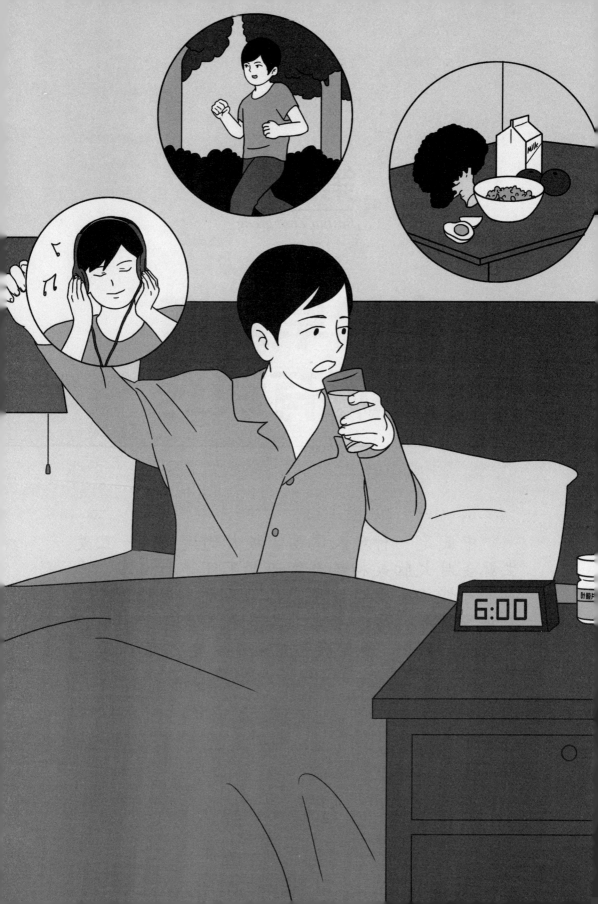

中风信号早知道

中风大多数发生在40岁以上的人群中，如果患有动脉粥样硬化、高血压、脑血管畸形、心脏病，其发病率会更高。在中风发病之前常常会出现一些症状，常见的有以下几种。

● **眩晕**：呈发作性眩晕状，患者会自觉天旋地转，伴有蝉鸣样的耳鸣，听力也会暂时丧失，并伴有恶心呕吐、复视的症状，通常会持续数秒或几十秒，并且会多次反复发作，可能会一日数次，也可能会几周或几个月发作一次。

● **头痛**：疼痛的部位多集中在太阳穴处，患者会突然感到有持续数秒或数分钟的疼痛，发作时常伴有一阵胸闷、心悸的症状。有些人会表现为整个头部疼痛或太阳穴的明显疼痛，还会伴有视力模糊、神志恍惚等症状。

● **视力障碍**：患者会迅速出现视物不清、复视的症状，一侧偏盲；或在短时间内发生阵发性视觉丧失，又在瞬间恢复正常。

● **麻木**：在患者的唇部、舌部、手足部或上下肢会发生局部或全部、范围逐渐扩大的间歇性麻木，甚至在短时间内会失去痛觉或冷热感觉，但很快就会恢复正常。

● **瘫痪**：患者会感到单侧肢体短暂无力，活动肢体的时候感到力不从心、走路不稳似醉酒样、肢体动作不协调，或突然失去控制数分钟，同时伴有肢体感觉减退和麻木。

● **猝然倒地**：患者常在急速转头或上肢反复活动时突然出现四肢无力而跌倒，但没有意识障碍，神志比较清醒，患者可以立即自行站立起来。

● **记忆丧失**：突然发生逆行性遗忘，无法回想起近日或近10日内的事情。

● **失语**：患者会有说话含混不清，想说又说不出来，或声音嘶哑，同时伴有吞咽困难的症状。

● **定向丧失**：患者会有短暂的定向不清，包括对时间、地点、人物都不能正确辨认，有的患者可能会不认识字或不能进行简单的数字计算。

● **精神异常**：患者会出现情绪不稳定，易怒或异常兴奋、精神紧张等症状，有的患者表现为神志恍惚、手足无措。

一旦出现上述的中风预兆，就预示着中风即将发生，尤其是患有高血压、动脉粥样硬化、心脏病、糖尿病的患者，平时更应提高警惕积极采取预防措施，如离开施工现场等危险境地，转移到安全的地方。要让患者完全卧床休息，避免情绪激动等。

健康小贴士

中风具有发病急、最佳治疗期短等特点，对中风患者来说，时间就是生命，因此易患中风的人群一定要了解中风发生的信号，时刻做好准备。患有高血压、动脉粥样硬化、心脏病的人一旦发现有头痛、视力障碍、麻木、瘫痪等信号，就意味着中风可能发生，要及时采取紧急措施。

这些"小动作"可能是中风前奏

在人们的印象中，中风发病急且症状明显，最容易辨别，但实际上，除了本身有心脑血管疾病的老年人在中风发作时，会骤然出现肢体麻木，无法控制面部或者部分肢体等情况外，大多数中风的发作似乎丝毫没有前奏，尤其是中年人突然发作的中风，麻木或者不适只是瞬间的感觉，没有专业知识的人根本无法意识到中风发作。当人们熟知的中风症状出现时，患者往往已经错失了最佳治疗时间。

对中风没有丝毫"戒备心"的人突发中风时，经常出现一些看似平常的小动作。如果不细心，或者没有经过稍微详细一些的行为测试，即使是专业的医护人员也有可能忽略这些小动作，但是这些小动作却极可能是轻微中风的表现。

猛然摔了一跤

有些年轻人在聚会或者生活中会猛然摔一跤，大多数人可能都会认为是自己被绊了一下，或者是自己没有走稳，但这其中有部分人是轻微中风导致的。轻微中风时，病变对大脑或神经系统的伤害还不是很严重，因此肢体可能只会出现瞬时性的麻木，并影响走路、举动等，而此时患者本身还没有感觉到，常常会自认为不小心被绊了一下，结果等发现明显的中风征兆时，往往已造成了更为严重的大脑损伤，严重者甚至会失去生命。

因此，当饮酒、聚会后，突然出现摔了一跤的情况，而且家中曾有中风或心脑血管疾病家族史的情况时，要及时进行自我检查，或者去医院进行更为详细的检查，以及时发现中风。

爱咬舌头

腔隙性脑梗死发病时常常会先出现一些精细的小动作，比如爱咬舌头，这些轻微症状不易被人察觉，也常常得不到患者或家属的重视，但其实是及早发现中风的最好途径。因此，有心脑血管疾病或者中风家族史的人，在某一段时间内经常咬舌头，请立即进行中风自测。

笑得很奇怪

由于轻度中风对大脑的损害较小，而且因行为或动作的个人差异性较大，人们很难发现中风对行为、动作的影响，但面部表情却会有所不同。当你发现对面正在对你笑的人，笑容呈现轻度的半侧倾斜，尤其是向下"耷拉"的情况，就要引起注意了，他很有可能是轻微中风。

中风就像一场暴风，在发生之前总有些许不引人注意的"小动作"，但这些小动作却有可能对及时治疗中风有决定性作用。因此,生活中,尤其是有中风家族史的人们一定不要忽略突如其来的"小动作"。

健康小贴士

老年人尤其是高血压、高血脂、糖尿病患者,哪怕是出现轻微的异常表现,也不能大意,要勤往医院跑跑,防患于未然。

中风的三级预防

中风是一种极危险的疾病，一旦发生就会对大脑或者某些神经造成损伤，形成永久性的伤害。而且在治疗过程中，中风也是一种治疗效果不太稳定的疾病，因大脑、神经系统损伤部位大小或程度的不同，会有不同的效果。因此，无论是从医学角度，还是从个人生活角度，易患中风人群更应关注如何预防中风。

中风往往在瞬间发生，但其病理生理学的异常却是在潜移默化中形成的，而控制或者遏制了中风发生前的病理变化，就能预防中风的发生。因此，易患中风的人们一定不要忽视了中风发展的渐进过程。医务人员根据中风的不同阶段，将其划分为中风的一级预防、二级预防和三级预防。

一级预防

一级预防是最安全、最有效，也是最简单的预防措施，又被称为病因性预防或根本性预防，它是指通过避免和控制导致中风的各种危险因素而进行的预防措施。比如从根本上预防高血压、高脂血症、糖尿病等易引起中风的因素。目前已知的可干预因素除了心脑血管疾病外，还有生活习惯类的，如烟酒、肥胖、运动少、无症状颈动脉狭窄等因素。当然，其中还有一些不可干预的危险因素，比如高龄、遗传、性别患病率的差异等。一级预防并不是短期性的应急行为，而是一种长期、持续的方法。不过，令人欣慰的是，这些可以干预的预防因素都是日常的生活习惯。生活中只要稍加注意，选择合理的生活方式，就可以完全预防。

二级预防

二级预防是指中风发病期的具体干预措施，包括应争取早期发现、早期诊断、早期治疗，以缩小脑梗死范围或减轻脑损伤程度，还包括应用抗血小板聚集药物，择期溶栓、抗凝、降纤药物，神经保护剂和实施颈动脉内膜剥离术等方面。此时，患者和医务人员也应重视一级预防中所采取的综合措施。

三级预防

三级预防主要指中风后的康复问题，涉及的方面有瘫肢、失语、记忆、心理的康复。急性发作期的患者只要生命体征稳定，就应在医师指导下进行功能训练，这样有利于神经元功能重建，以减轻患者的残疾程度，尽可能提高日后的生活质量。

健康小贴士

生活中，人们最容易忽略"防未病"，即在疾病未发生之前预防，对于"中风"的预防也是如此。中风多是由心脑血管疾病引起的，而心脑血管疾病与家族史及生活饮食习惯有密切的关系，因此如已患心脑血管疾病或有心脑血管病家族史的人应多加注意，尽量遏制心脑血管疾病的继续发展。

春季如何防中风

中风是常见的脑血管疾病，而高血压是发生中风的极危险因素，无论收缩压还是舒张压升高，均与中风的发生成正比。春季气候冷暖多变，易使血管舒张收缩功能失调，血压波动较大，所以中风在春季尤其容易复发。因此，春季是预防中风的重要季节。

经常参加适量运动

运动是促进血液循环、促进身体代谢非常好的一种方法，即使受到春季气温的影响，其血液运行也会保持得比较好，而不会导致心血管疾病的突然复发。要注意太冷或太热时都不适宜参加运动。当遇恶劣天气时，如大风、大雾、沙尘天气也不适宜参加运动。

谨慎换衣

春季气温升高，很多人会随着气温的变化而减少衣物，但春季气温反复变化，随着衣物减少，血液、血管受到气温影响，跟不上气温变化速度，极可能导致心脑血管疾病复发。

合理安排饮食

饮食对血液影响非常大，常吃高脂肪、高油脂的食物，血液中脂肪含量上升，更容易产生血液赘生物，黏附在血管壁上，导致血管壁变窄，从而诱发心脑血管疾病或中风。因此，容易患中风的人春季饮食应以清淡、温补为主，多食用一些新鲜蔬菜，多喝水，以避免影响血液中的化学成分。

规律的生活习惯

中风与心脑血管疾病都受生活习惯的影响，猛然改变生活习惯很容易造成心脏与血管的压力，进而引发中风、心脑血管疾病，因此要多加注意。

当然，每当春季来临，各类疾病都容易复发。如果家中有易患心脑血管疾病的人，要及时提醒其去医院检查，以提早做好防备。

健康小贴士

春季气候变化较大，忽冷忽热。寒冷可使人体交感神经兴奋，外周小动脉收缩，导致血压升高引起脑出血。寒冷还会增加血纤维蛋白原浓度，引起血液黏稠度增高，造成脑血栓。温暖可使人体交感神经受到抑制，外围小动脉舒张，导致血压降低。

因此，在春季温差较大的日子里，有中风倾向的患者一定要注意气候的变化，随时增减衣服。同时，要注意血压的变化情况，及早采取相应的措施。

夏季如何防中风

夏天天气炎热，也是中风的高发季节，特别是患有高血压、糖尿病等慢性疾病和以往患过中风的老年人，更要注意预防中风的发作，家里人一旦出现相应的症状应及早到医院就医。

夏季为何易发中风

夏天气候炎热，容易诱发血压波动，极易导致脑血管破裂。随着气温的升高，人们的情绪也容易发生变化，产生紧张的情绪，当人处于紧张情绪时，体内的应激反应增强，容易导致中风发作。另外，夏季炎热的气温会从人体内带走大量的水分，使得血液黏稠度上升，极易诱发脑梗死，如果人们睡眠休息不充分、饮食不规律等，也容易导致体内激素释放水平改变，刺激血管收缩，诱发血管病变。

由于夏季气温的增高，身体会连续发生一些变化以适应夏季气温，而当血液本身黏稠或者其化学成分改变，无法适应气温带来的影响时，就会导致疾病的发生。因此，易患中风或者心脑血管疾病的人群，尤其是中老年人一定要掌握一些夏季预防疾病复发的知识。

夏季预防中风有妙招

夏季中风主要是由天气过热，使身体无法适应季节温度或气候变化引起的，因此预防夏季中风，应从调节身体适应性入手。

● **多喝水**：夏季天气热，身体流失水分增多，血液变黏稠，易诱发中风。此时应多喝水，至少保证每天1400毫升的摄水量，既可以及时补充体内流失的水分，又可以帮助身体降低体内温度，降低中风及心脑血管疾病发生的概率。

● **注意防暑**：夏季天气炎热，身体机能、免疫力都相对下降，各种疾病很容易发作。中暑后，身体机能更低，其他疾病很容易"卷土重来"。因此，夏季要注意防暑，尽量不要在炎热的中午出去，即使出去，也要适当地在阴凉的地方休息。老年人更应注意休息，保证充足睡眠，如果夜间缺少睡眠，白天要保证午睡。但午睡时间不宜过长，通常以一小时左右为宜。

● **保证充足睡眠**：夏季和春季有所不同，夏季"生发"之力要远比春季强，因此身体容易出现无力、疲倦等情况，而疲倦、无力很容易"招惹"疾病。为了避免疾病的出现，易患中风或心脑血管疾病的人一定要注意保持充足的休息时间。

● **保证饮食规律、合理**：由于天气炎热，很多人的食欲都受到了影响，但饮食是保证身体营养的重要方式，不规律、不合理的饮食很容易造成身体素质下降，进而引起疾病的复发。

另外，保持心态平衡乐观、心情舒畅，进行适当的运动等也可以在一定程度上预防中风及心脑血管疾病的发生。

健康小贴士

　　夏季预防中风还应注意中风的先兆，如有心脑血管疾病的人出现症状轻微的头晕、头痛，并伴随肢体的麻木等，不要以为只是因为睡眠不好或过度疲劳，这很有可能是中风的前兆，最好及时去医院进行检查排除。

秋冬如何防中风

在四季中，秋冬时节也是中风及心脑血管疾病高发的季节。秋冬时节天气骤然变冷，血管遵循热胀冷缩的规律，开始缩小，血液对血管的压力增加，在夏季变得黏稠的血液开始更加缓慢地流动，从而造成心脏、大脑供血不足，引发中风或者心脑血管疾病。因此，秋冬时节也是预防中风及心脑血管疾病的重要季节。

控制危险因素

对引起本病的危险因素要进行早期的、积极的、有效的预防，争取做到防患于未然。心脑血管病患者一般都合并有高血压、心脏病、糖尿病、动脉硬化等原发病，对于具有这些情况的患者，应该在医生指导下坚持长期、正规、科学的观察和治疗。高血压是脑血管病最重要的危险因素，有高血压病史的患者一定要坚持每天测量血压，在医师的指导下，调节用药剂量，根据个人的情况，将血压控制在合适的范围内，避免过大的波动。另外，高血压患者应注意限制食盐，饮食宜清淡，还要适当运动。

控制情绪

情绪的刺激对于高血压和动脉硬化患者来说具有很大的危险性，

极度愤怒或紧张都有可能使心脑血管破裂而诱发中风。因此，患有心脑血管疾病或者中风的患者在遇到各种情绪的刺激时千万不要过分激动，不要与人争吵，尽量保持乐观愉快的心情，以避免血液循环变化造成心脑血管伤害。

避免过度疲劳

平时要做到生活有规律，不要做一些超过自己体力和精力的事，如长途旅行、爬山等。

注意防寒保暖

平时要留意天气预报，气温变化时应注意防寒保暖，避免严寒刺激，特别是寒潮来袭、气温骤降时，要注意及时添加衣服。清晨醒来时不要立刻离开被褥，应在被褥中活动身体；洗脸、刷牙要用温水；如厕时要穿暖和，外出时要穿戴严实，注意保暖。

坚持体育锻炼，提高耐寒能力

中风患者平时可参加一些文体活动，如户外散步、打太极拳、练气功等。不过，每天的锻炼时间不要过早，因为早上气温较低，应把锻炼时间尽量安排在下午。

多晒晒太阳

每天晒大概15分钟的太阳，血压可下降约6毫米汞柱，这是因为阳光中紫外线可促使身体产生维生素D，而维生素D与钙相互影响又能够控制动脉血压，要注意做好防晒准备。

合理饮食

合理饮食一直是中风和心脑血管疾病的重要影响因素，因为饮食可能直接关系到血液中成分的变化，如高脂食物有可能导致血液中脂肪含量的增加，而过甜的食物则有可能导致高血糖。因此无论是心脑血管病患者，还是曾经有过中风病史的患者，或者易发中风的人都要注意合理饮食，严格控制每天的摄盐量，最多不要超过5克。在饮食种类方面应该尽量摄取多种类、宽范围的食物，但要适当减少高脂、高油、高糖食物的摄入量，增加蔬菜水果的摄取量。另外，还需要戒烟、戒酒，保持大便通畅。

健康小贴士

一年四季日常生活中，患者和家人除了要注意观察原有疾病的症状外，还应注意那些新出现的症状，比如排出的大便颜色是否变黑、刷牙时是否有出血等，如果有异常的改变，就应该及时去看医生。另外，当患者突然出现反复发作性眩晕、耳鸣、耳聋、走路不稳、言语含糊等情况时，可能是血栓形成的前兆，或血栓已经形成，应及时去医院就医，以免错过最佳的治疗时机。

谨防"小中风"变成"大中风"

小中风是由于脑组织局部缺血所引起的，患者会在非常短的时间内出现半身麻木，一侧手、胳膊麻木和发沉，行走不便，还可能出现言语不利、口齿不清的症状。但是这种反应都具有一过性，在发作后24小时之内就会自行缓解，并且没有明显的后遗症。

小中风的症状因为转瞬即逝，发作时间可能极短，很多人都没有给予足够的重视，认为症状消失了疾病自然就会好了，却不知小中风是中风的预警信号，如果错过了最佳的预防时机，就很可能导致"大中风"。

小中风"喜欢"的人群

高龄、肥胖、吸烟、嗜酒、有家族遗传史等，以及患有高血压、糖尿病、血脂异常症、心房颤动、冠心病和心肌梗死等疾病的中老年人，都非常容易发生小中风。具有上述一种或多种危险因素的人被称为心脑血管病高危个体，平时就应该警惕小中风的发生。

小中风症状

对于不同的患者而言，由于发生阻塞的动脉不同，脑缺血部位不同，所呈现的脑功能缺损表现也具有多样性。小中风患者可以表现为一种或数种症状。遇到有这些以突发或一过性形式发作的症状时，要警惕小中风的可能性，应及时到医院就诊。

值得注意的是，其他一些疾病也可以出现类似的表现，所以往往容易被忽视。此外，持续仅一两秒钟的头晕，以及孤立出现的全身疲乏、头晕或四肢抖动等，通常不是小中风发作的表现。小中风所出现的症状在短时间内可以自行缓解，即使症状较重，只要医治及时，一般都不会留下后遗症。

正确预防小中风

小中风虽不危及生命，但任其发展下去，同样会出现恶性后果。那么，应该如何预防小中风的发生呢？患者要根据病因进行防治，小中风是由动脉硬化性血栓引起的，因此降低血压和血脂是首要预防措施，平日要注意饮食合理、科学，同时注意定期检查血压、血脂，以保证其在一个合适的水平。

另外，保持良好的情绪也极为重要，中老年人平时要做到思想豁达，精神愉悦，待人接物不急不躁；日常生活要有规律，既要轻松又要劳逸结合。平时还应加强体育锻炼，如慢跑、打太极拳、练气功，以增强机体的血液循环和新陈代谢，提高免疫功能。

健康小贴士

小中风的病情虽然轻，发作时间短，却是脑血栓和脑出血的先兆。所以，对待小中风的正确态度应该要像对待脑梗死一样，既要药物治疗，又要食疗，双管齐下，及时治疗，避免病情加重。

预防中风的零食——黑巧克力

黑巧克力对人体健康有令人意想不到的好处。有研究发现，黑巧克力中含有的某种成分可以刺激血液循环，预防动脉血管斑块的生成。由于黑巧克力具有刺激血液循环的作用，还可以降低心血管疾病发生的概率。常吃黑巧克力的人，患心血管疾病的概率以及肥胖的概率将大大降低。每周进食适量的黑巧克力，甚至可以提升记忆力，预防中风。

减少心血管疾病

黑巧克力中含有相对丰富的黄烷酮，这种物质是一种抗氧化剂，可以降低血液中血小板的黏附性，进而使人体保持健康的血流和血管健康，同时还可维护心脏的健康。另外，在人体的激素中有一种叫作血管紧张素转化酶的物质，能起到调节血压的作用。当人体处于紧张或兴奋状态时，体内就会分泌血管紧张素转化酶，这种酶会导致血压升高，如果这种酶的含量长期处于较高水平，可间接导致动脉硬化和其他心血管疾病。黄烷酮有抑制血管紧张素转化酶的作用，同时可降低血压。

缓解压力

大脑中有一种名为"赛罗托宁"的化学物质，这种物质能给人们带来祥和、安宁的感觉。黑巧克力能提高这种物质的水平，帮助消除紧张情绪。因此，摄入一定量的黑巧克力可以缓解压力，间接减少心血管疾病及中风的发生。

保护心脏

黑巧克力中含有一种天然抗氧化剂——黄酮素，可以放松肌肉、增强心肌活力，预防血管变硬，预防胆固醇在血管内积累等作用，对心脏有一定的保护作用。

平稳血糖

血糖也可影响血液中的成分，对血管或整个身体机能造成伤害，比如造成糖尿病等，而糖尿病正是中风的影响因素之一。黑巧克力中的黄烷酮具有一定的平稳血糖的作用，可间接预防中风的发作。

另外，黑巧克力中含有某种化学成分可以直接降低中风的发生概率，同时黑巧克力还可以降低血压。因此，有心血管疾病的人或易患中风的人，不妨适当进食一些黑巧克力。

健康小贴士

除了黑巧克力之外，柑橘、洋葱、绿茶和红酒，也都含有类黄酮成分，可以适当食用。但无论如何，最重要的仍是养成健康的生活习惯。若没有健康、规律的生活方式，仅仅靠吃黑巧克力是不会对健康有任何帮助的。

"三补三降"远离中风

所谓"三补三降"是指：补钾、补镁、补维生素；降脂、降压、降低血液黏稠度。"三补三降"的人为控制能有效降低中风的发生率。

● **补钾**：钾是人体所需的重要元素之一，具有维持神经肌肉正常兴奋性等作用，钾元素还可以调节心肌收缩、舒张，参与人体的能量代谢。缺乏钾元素的人，心血管系统、神经肌肉兴奋性、细胞内外渗透压等都会受到影响，因而容易发生中风。马铃薯中含钾丰富，如果每天吃一个马铃薯，就可以使中风危险下降不少，黄豆、青豆、黑豆、红小豆、绿豆等含钾也很丰富，平时可以多食用。

● **补镁**：钙和镁的关系极为密切，两者对身体机能具有密切的协调作用。钙能促进心肌收缩，增强神经肌肉兴奋性，而镁元素则有对抗钙的作用，维持脑细胞内外钙的平衡，从而保护大脑。一旦钙与镁的比例失衡，就容易引发中风。玉米、西红柿、海带等食品中含有丰富的镁，常吃有助于预防中风的发生。

● **补维生素**：维生素C和维生素E可以有效预防中风。这两种维生素都有强大的抗氧化作用，维生素C能有效保护血管内皮系统的完整性，防止发生血栓、出血等问题；维生素E能抗氧化，防止有害物质对脑血管的破坏，保持血管弹性，从而防止中风的发生。所以，平时常吃蔬菜、水果、玉米油等对身体大有好处。

● **降脂**：高血脂造成动脉硬化、血管堵塞是引起中风的危险因素之一，因此，中风患者应该经常吃一些降低血脂的食物，如洋葱、海带、卷心菜等，适当饮醋、饮茶对身体都大有益处。

● **降压**：高血压也是引起中风的危险因素之一，且是更危险的因素。高血压既可以直接造成出血性中风，又可以直接造成血栓性中风，因此，降低血压，保持血压平稳是非常重要的。平时可以多吃点芹菜、橄榄油、萝卜等。

● **降低血液黏稠度**：如果血管里的血液黏稠度增高，会导致血液流动缓慢，容易发生血管堵塞，出现血栓，从而引发中风。因此，降低血液黏稠度是防治中风的重要方面。日常生活中可以多吃点黑木耳、韭菜、生菜等。

健康小贴士

对于严重缺乏钾、镁、维生素C和维生素E的人群，单纯的食补是远远不够的，必要时须通过合理用药加以干预；而对于三降——降脂、降压、降低血液黏稠度，食补也是远远不够的，必要时要用药物控制。目前医院和市面上补充钾、镁、维生素C和维生素E的产品很多，相对比较安全，但注意不可过量服用。

"小运动"防"大中风"

中风与脑部血液流通情况有关，而脑部血液流通很容易受到心脏、颈部血流情况的影响。颈部动脉狭窄或心脏动力不足等都可能导致脑供血不足，进而造成大脑损伤。而生活中很多"小运动"完全可以改善颈部血流，以及心脏供血的微循环，从而预防或改善脑供血不足的情况。

改善颈椎血循环的"小运动"

颈椎处于人体重要位置，是连接头和身体的枢纽，是神经和血管的唯一通道。颈椎虽处于"重地"，却非常脆弱，坐、立、卧皆可影响颈椎的健康，而且随着年龄的增长，颈椎本身也会出现老化，形成颈动脉变窄、变形等，影响大脑供血。因此，人们应多做一些护颈小运动，比如：

● **擦颈运动**：两手十指交叉，放于后颈部，左右摩擦50~100次，可以刺激颈部血液循环，减少颈部疾病出现概率。

● **颈部旋转运动**：端坐或站立，两肩平，保持身体不动，头按照顺时针或逆时针方向各旋转5次，可缓解颈部肌肉紧张状态，预防颈椎疾病，间接保证了脑供血。另外，做前后点头或左右转头的动作，动作幅度不宜过大，频率也不宜过快，程度以锻炼颈部但不会产生不适为宜, 次数也可以不固定, 以自觉酸胀为好。

● **转肩舒颈**: 端坐站立, 保持腰部以下部位不动, 上身向左旋转后, 保持身体不动, 头部向右转, 持续片刻, 可明显感觉颈部肌肉的拉伸, 然后恢复原位, 向相反的方向再做一次。每天做两组, 每组10次, 可有效锻炼颈部肌肉, 刺激颈部血液循环。也可在转肩的同时, 尽量向同一方向转颈, 直到颈部有明显的拉伸感。

● **写"米"字**: 端坐或站立, 保持身体不动, 以头部写"米"字, 且每一笔到"笔画"尽处都稍停片刻, 也可锻炼颈部肌肉, 保护颈椎, 刺激颈椎部位的血液循环。

● **手颈相抗**: 两手十指交叉放于后颈部, 以手的力量尽量向前顶, 而头颈则用力向后仰, 停留片刻后恢复原位, 再重新做。每天做30次。

● **左右上望**: 端坐或站立, 保持身体不动, 使头向左或向右旋转, 并尽力后仰, 看左上方或右上方3～5秒钟。每天坚持两侧做30次, 也可保持颈部健康。

脚踝运动可防中风

正确的养生方法对于预防中风也能起到一定的作用, 平时经常做两脚画圈运动, 有助于预防中风的发生。两脚画圈主要是踝关节的运动, 中医认为, 踝关节为足三阳经、足三阴经、阴阳二跷脉的必经之处, 经常活动踝关节, 不仅可以疏通相关的经络, 还可以刺激关节周围的腧穴, 起到平衡阴阳、调和气血、开窍醒神、补益肝肾的作用,使肝阳上亢之气有所下降，从而达到预防中风的目的。

现代医学研究也表明，大部分的中风病患者都有高血压的病史，而足部距离心脏位置虽然相对较远，如果经常活动足踝部，就能够促进全身的血液循环，增加回心血量，从而起到预防中风的作用。

在做两脚画圈的运动时要自然站立，旋转踝关节的时候，其中一只脚站立，另一只脚旋转，双脚交替进行，也可取坐立或仰卧位进行，最好是站立的姿态旋转。一般每天早晚各做一次，或只做一次，每次15分钟左右为宜。

健康小贴士

在日常生活中，多做一些摇头晃脑、活动脚踝的动作，可以有效预防中风的发生。由于所有的运动都有改善血液循环的作用，因此平时做做操或做一些个人随心的舒展运动，都会很好地预防中风的发生。

防中风的"嘴上"功夫

心脑血管疾病与食物关系密切，因此与"口"也有着紧密的联系。中风如同心脑血管疾病一样，需要严格控制饮食，避免"病从口入"。除了控制饮食外，易患中风的人还可以通过练就"嘴上"功夫，预防中风。

仔细咀嚼

很多人吃饭都秉持"大口"原则，认为"大口"吃才能更痛快，但"大口"吃饭事实上会伤害身体，而仔细咀嚼不仅可以把食物咀嚼得更加充分，还能预防中风。另外，仔细咀嚼还可以锻炼面部肌肉，增加大脑皮层活力，预防大脑早衰和老年痴呆症。

叩齿

每天早上起床后，或者晚上临睡前，上下牙齿轻轻叩击100～300下，可以有效固齿。叩齿在中老年人群养生中有着非常重要的地位，它不仅可以固齿、促进口腔内血液循环，还可以预防中风。叩齿运动可以锻炼脸颊部肌肉，刺激牙齿及口腔内部血液循环，可间接改善头部血液循环状况，起到预防中风的作用。

少食多餐

中老年人易患中风，一方面是由于遗传因素；另一方面也是由于身体机能或部分器官衰老导致，如心脏、血管的衰老等。此外，人到中年后，肝糖原的储存能量也下降了，一次多食的多余能量无法储存在肝脏内，只得在血液中跟随血液流动，这无疑增加了心脏和血管的负担，并增加了患心脑血管疾病和中风的危险。少食多餐能大大减少这种危险。因此，中老年人，尤其是有心脑血管疾病和中风家族史的人们，都应遵循少食多餐的规律。

勤于咽津

中医认为"津"为身体之宝，可发散于体表皮肤，亦可进入肌肉、孔窍，渗入血脉，是保持人体滋润的重要物质。因此，从古至今，所有的养生者都提倡人们吞咽津液，一方面唾液具有帮助消化的作用；另一方面唾液中含有大量的氧化酶和过氧化酶，能减弱黄曲霉素、亚硝酸盐等致癌物质的毒性。而且唾液中含有唾液腺激素，能促进细胞的生长和分裂，延缓人体机能的衰退，可从一定程度上预防部分器官的衰老，间接预防中风和心脑血管疾病。

勤于述病

老年人有了某些病状，常不在意，或误认为是衰老的"必然结果"。其实某些轻微的、不典型的症状，往往可能就是大病的前兆，尤其是中风。因此，老年人一旦有不舒服的感觉，应向亲人、医生仔细诉述，争取及早得到治疗。

健康小贴士

老年人勤于动嘴也可以防止中风的发生，平时在生活中，不要害怕麻烦，要少吃多餐，没事的时候嗑嗑瓜子，都是很好的运动方式。在吃的同时，不仅能补充身体所需要的一些能量和营养，还能防止疾病的发生，可谓一举两得。

预防中风要从中年开始

人到中年，身体的大部分器官都开始走"下坡路"，其中，心脑血管疾病更是中年人健康的"杀手"，而心脑血管疾病是诱发中风的主要因素。因此，人过中年就要学会照顾自己，尤其要注意预防心脑血管疾病。

血栓的形成

在人体的血液中，有凝血物质和抗凝血物质，其中中风或心脑血管疾病与凝血物质有关，当然，伤口愈合也与凝血物质有关。在正常情况下，人体血液中的凝血物质和抗凝血物质是相对出现的，同时两者也会处于一种动态平衡状态，此时血液中不容易出现血栓，血流通畅，也不易出现心脑血管疾病以及中风。

随着年龄的增长，身体机能逐渐衰弱，血管也不断老化，出现血管壁受损、动脉硬化、高血压等一系列问题。血管老化后，最先表现出衰老的是血管内皮细胞，它变得脆弱、易受伤，即使没有外界因素，其自我分裂也会出现非正常因素，而身体机制为了弥补这种"损伤"，会自动分泌大量凝血激酶，促进凝血酶形成，同时减少抗凝血酶的分泌。在凝血酶中，有一种叫作"凝血黄素A2"的物质也会增多，这种物质可使血小板凝集成块，形成血栓。由于血液内凝血物质增多, 抗凝血物质减少, 血液变得黏稠, 血小板的凝集性会逐渐增强、增大, 并最终导致心脑血管疾病, 甚至中风。

当然, 这个过程是缓慢而潜移默化地进行的, 大多数人在此过程中都不会感到不适, 而一旦感觉到不适后, 就表明血液黏稠度已经上升了一个层次, 已经有心脑血管疾病的迹象了。

那么, 在生活中如何做才能更好地预防上述情况呢?

预防血液变黏稠

血液变黏稠是一个潜移默化的过程, 与血液中凝血酶的增加密切相关。一般情况下, 除了某些先天性疾病或者外伤外, 最能影响凝血酶产生的因素为器官老化、不规律的生活方式, 以及心脑血管疾病。这其中, 合理的饮食将会大大降低血液黏稠度。

● **合理的饮食**: 在生活中要注意调整饮食, 适当食用刺激抗凝血物质的食物, 如紫菜、海带、鲑鱼以及大蒜、番茄、洋葱、芹菜、银耳、黑木耳等。另外, 某些水果, 如柠檬、山楂、草莓等, 坚果如桃仁等, 对降低血液黏稠度, 减少血液中不正常凝血块也有较好的作用。

● **保证充足的饮水量**: 水是可以直接进入血液并稀释血液的重要物质, 当身体缺水时, 血液便会凝集, 血液中废物无法及时被代谢出, 导致血液黏稠度增高, 增加罹患心脑血管疾病和中风的危险。因此, 每个人每天都要保证足够的饮水量, 有心脑血管疾病或中风家族史的人更应多喝水。

● **规律的生活方式**: 老年人生理调节和适应机能随着年龄的增长

在慢慢减退，如果生活无规律就容易导致代谢紊乱，促进血栓形成。在吃完饭后不要立刻就睡，因为饭后血液聚集于肠胃，以帮助消化器官供血，而脑部供血相对减少；同时，吃完饭就睡，血压下降可使脑部供血进一步减少，血流缓慢很容易形成脑血栓。因此，最好饭后半小时再卧床休息。

另外，还可以通过锻炼或服用药物等方式，提高血液流通速度，降低血液凝集情况的发生。当然，这也是在正常情况下。如果身体有外伤，或者需要凝血时，则要保证适当凝血酶的分泌。

健康小贴士

老年人如果出现乏力、头晕、头痛，记忆力减退，思维反应迟钝，睡眠较差，行走时双下肢凝重、无力等症状，同时患有高血压、糖尿病或血脂异常等疾病，而且患者平时又喜欢吸烟、大量饮酒，尤其是家族中有脑血栓病患者，一定要引起重视，应到医院进行凝血功能、血液黏稠度等相关的检查，了解自己是否已处于血栓前状态，避免中风的发生。

预防中风，晨起请饮水

脑血栓的发生不仅与高血压、动脉硬化的进展有关，也与老年人的血液黏稠度增高有着密切的关系。事实证明，老年人的血液黏稠度越高，就越容易发生脑血栓。

血液在人体血管内的流动，就像是河水的流动，流速如果越快，沉淀就会越少；反之，流速越慢，沉淀就会越多。如果血液黏稠度增高势必会导致血液流速的减慢，血液中的血小板、胆固醇、纤维蛋白等物质便在血管壁上沉淀下来，久而久之，沉淀物就会越积越多，若患者再合并有高血压、动脉硬化等疾病，就极容易导致脑血栓形成。

有关研究证实，人的血液黏稠度在一天之中会不停地变化，并且还有一定的规律：在早晨4点至8点的时候血液黏稠度最高，然后逐渐降低，到凌晨的时候达到最低点，再慢慢回升，到第二天早晨再次达到最高峰值。这种规律性的波动在老年人中表现得更为突出。此外，脑血栓的发病时间多在早晨到上午这个时间段，说明血液黏稠度增高与脑血栓的发生有一定关系。每天晨起一杯温开水，有利于降低血液黏稠度，维持血流通畅，防止血栓的形成。任何一个习惯需要坚持才能有效。晨起一杯温开水的习惯，说来容易，也需要毅力每天坚持。

健康小贴士

　　无论是心脏病，还是高血压，关键是血液黏稠度改变了，因此才更容易诱发中风。血管是身体营养的"运输管道"，而水是所有新陈代谢最为需要的介质，经常多喝水可以加快身体的新陈代谢，促进代谢物排出。营养专家指出，每天补充1400毫升的水，对加快新陈代谢非常有益。

调整生活习惯预防中风

中风的诱因有很多，除了各种疾病之外，不良的生活习惯也是中风发生的致命因素。有很多中风患者曾经都是"美食家"，尤其喜欢吃一些含有高胆固醇的食物，比如肥肉、动物内脏等。

很多人有了住院经历后，就彻底改变了自己的饮食观念，虚心接受医生的建议，平时多吃洋葱、香菇、黑木耳等蔬菜，还有瘦肉、水产品等低脂肪的食物。

养成早睡早起的好习惯有利于预防中风。中风患者在每天清晨时，可以打太极拳，这项轻柔缓和的运动不仅不会给身体造成负担，还可以使人静下心来、延年益寿。

此外，还可以参加老年合唱队，因为心情好，人就觉得自己越来越有精神，身体也一天比一天强。平时一定要多掌握些疾病常识，养成健康的生活习惯，才能尽情享受天伦之乐。

疾病重在预防，平日里在生活习惯和细节上要经常提醒自己，将中风的阴影远远抛到生活之外，争取享受高质量的晚年生活。

健康小贴士

中风除了与血液黏稠度有关外，还与血液循环状况有关。经常从事户外运动，刺激血液循环，加快体内代谢物的排出，有利于保持血液内成分的"简单"，也有利于血液中脂肪等多余成分的排出。这对预防中风是非常重要的。

｜叶酸可以预防心肌梗死和中风｜

　　叶酸是一种存在于绿叶类蔬菜和肝脏中的B族维生素。通常情况下，医生都会要求女性在怀孕前后服用叶酸，用来预防胎儿发生类似脊柱裂这样的神经管畸形。

　　维生素对人体健康所产生的有益作用显然是多方面的，一项研究结果显示，叶酸对保护心脏和预防中风具有一定的作用。

　　同型半胱氨酸具有对血管内壁造成损伤的作用，因而被视为引起心血管疾病的一个危险因子。而有关研究数据和结论证明，叶酸可以降低人体内的同型半胱氨酸浓度，这就意味着可以减少心血管疾病的发生。在研究中，科学家们分析了大量有关同型半胱氨酸与心肌梗死和中风之间的关系的研究结果，这些研究的对象主要是健康人群。此外，科学家们还分析了一些有关叶酸的研究结果。

　　为了深入了解叶酸对降低同型半胱氨酸浓度的作用，他们还分析了一些有关基因变异人群的研究结果。在基因变异人群中间，有10%的人体内的同型半胱氨酸很高，人们试图利用叶酸来降低这种浓度。

　　通过大量的分析和对比发现，体内出现基因变异的人，以及那些体内同型半胱氨酸浓度比较高的人，发生心肌梗死或中风的可能性都较常人要高。同样令人欣喜的是，如果人们能够服用足够的叶酸，发生心肌梗死或中风的危险性就可降低。

健康小贴士

叶酸可以降低人体内同型半胱氨酸的浓度，从而帮助化解心肌梗死和中风发生的危险。此外，叶酸低廉的价格及其在普通人群中的"知名度"，也使其成为一种能够迅速推广的预防心肌梗死和中风的维生素。但切记不要私自服用，要在医生的指导下进行。

防猝死，自我解压很关键

近年来，中年人发生猝死的现象越来越多，如果他们本身就患有心脑血管等疾病，外加工作、生活压力等诱因，很容易成为猝死的高发人群。临床观察发现，脑力劳动者发生猝死的概率高于体力劳动者，因此自我解压、定时体检就成了关键的一点。

目前，"猝死"没有统一定义。有关专家认为，倒在工作岗位上的人群突然发生猝死的原因是过重的心理负担或体力运动负担，造成人体心肌缺血诱发心电紊乱、心律失常，从而导致死亡。

当人在讲话或者工作状态中，往往会集中全部的精力，大脑以及身体各器官都会全力以赴积极运行以支持人的思维的高效运转，此时，整个人体都处于非常兴奋的状态，如果心脑血管本身存在一定的问题，此时很可能"扛不住"如此高能耗、超强度的支出而导致心律失常，从而发生猝死。

猝死大多数发生在人的睡眠状态中，尤其是在凌晨的时候，高危人群为老年人。而白天处于工作状态一样可能发生猝死，并且这种现象越来越多地出现在青壮年人群身上。这是因为，不少猝死者生前工作繁忙，往往忽视了自己的健康。发病前并没有明显征兆让人提高警觉，往往在发病的那一刻身上又没携带急救药物，所以死亡的可能性才会很大。

实际上，猝死的发生是能够有效预防的。导致猝死的最主要疾病就是冠心病，所以，预防冠心病成为青壮年人群的保健重点。遗传因素、高血压、吸烟、高胆固醇和高脂肪饮食、超重、缺乏锻炼、紧张和心理压力、糖尿病等都可以增加患冠心病的风险。而在冠心病的高危因素中，除遗传因素外，其他的危险因素都是可以控制和改善的。所以，预防冠心病，平时还应该养成科学健康的生活习惯，如合理膳食，像低盐、低脂肪饮食，忌暴饮暴食，还要加强运动等。

健康小贴士

自我解压是防猝死非常关键的一点。中年人之所以发生猝死的概率高，除身体患有某些基础疾病外，其直接诱因就是情绪过度紧张、心理压力太大等因素，而这些问题就像是埋伏在人体周围的"定时炸弹"，一不小心就可能被"引爆"。所以，对高危人群而言，学会释放压力、控制和调节情绪非常重要，无论工作如何繁忙，都必须张弛有度，放松心情，让高度紧张的身体和精神彻底放松。

| 二次中风，不得不防 |

中风发作后，治愈困难，令人更为担心的是，中风很容易复发，这个过程医学上称为二次中风。二次中风可以发生在中风后任何时期，从刚刚中风后的症状平稳期到中风后十几年之间，都有可能会发生二次中风。其中，从第一次中风急性期过后的前5年，发生二次中风的概率最大。

同第一次中风相比，二次中风带给患者的危害更大。二次中风导致病患死亡的概率是非常高的，即使抢救及时，患者能够转危为安，二次中风所造成的后遗症也很难得以恢复。可以说，一旦发生二次中风，带给患者以及家属的伤痛将是巨大的。因此，要提醒中风患者积极预防二次中风。

二次中风的预防从第一次中风后的恢复期就开始了。此时，中风患者一定要多留意下面这些问题或细节。

长期规律、平稳地控制血压

大多数中风患者都伴随着高血压病症，因此大多数中风患者也都有服用降压药，控制血压的病史。中风的发生与高血压有着密切的联系，在这里需要提醒伴随着高血压疾病的中风患者，为了避免二次中风的发生，一定要严格、规律且平稳地控制血压。在控制血压的过程中，需要注意这三方面：第一，要严格控制血压保持在140/90毫米汞柱以下，而且年龄越小，对自己的要求应该越严格，最好每天都监测血压的变化。第二，服用降压药时，要注意循序渐进的规律。高血压并发中风患者，无论是在吃降压药方面，还是在降压措施方面，都应该遵从循序渐进的规律，长期坚持，切忌冒进。第三，要注意平稳降压。中风患者也会出现血压升高或降低等情况，此时一定要注意平稳降压，不要大量服用降压药，或骤然停止服用降压药，这都有可能导致血压的骤然起伏，诱发二次中风。

控制血糖、血脂、血液黏稠度

中风发作与血液成分的变化有密切的关系。血液中游离的葡萄糖、脂肪越多，血液黏稠度越高，诱发中风的危险越大。患者在发生一次中风后，更应严密观察自己的血糖、血脂、血液黏稠度指数，尽量将其控制在安全范围以内，以免再次诱发中风。如果必要，也可以通过注射胰岛素，服用降血脂药物等方式来控制血糖、血脂的水平。

改变不良生活习惯

心脑血管疾病的发作多与生活习惯有关，如高血压、高脂血症、糖尿病等易导致中风的疾病，除了与身体老化、体质遗传有关外，还与患者喜食高蛋白、高脂肪、高热量和高盐的食物有关。另外，烟酒也会进入血液，影响血液成分，加重心脑血管疾病或中风的症状。当患者已经发作过一次中风后，为了防止中风的再次发生，理应将可能影响中风的所有因素剔除于生活之外。改变不良生活习惯，可预防中风再次发作。

坚持锻炼

中风恢复期锻炼得越多，对肢体及神经的刺激就越多，从而越能保护脑细胞及神经的活力。同时，有氧锻炼，如散步、游泳、慢跑、打太极拳等可以有效促进代谢，排出体内废物，这对遏制心脑血管疾病的继续发展，以及预防中风的二次发作有重要意义。

另外，中风患者家属、病患以及医生都应注意中风患者恢复期的情绪状况。中风患者因偏瘫、语言障碍造成对身体的伤害，很容易出现情绪低落、兴趣下降、经常叹息等消极情绪。这些消极情绪不仅影响中风的恢复，而且很有可能增加体内有毒物质，造成病情加重或诱发第二次中风。为了中风患者的健康，以及有效预防二次中风，无论是中风患者本人，还是中风患者的家属、医护人员都要以积极的态度面对疾病。

健康小贴士

预防二次中风的患者，除了要注意以上的内容外，还需要控制体重。俗语说"有钱难买老来瘦"，中老年人随着年纪的增长，身体代谢能力越来越差，血液中更多的脂肪无法代谢出去，很容易诱发疾病。相对来说，中老年人中的"瘦"人摄入脂肪较少，体内脂肪被正常地消耗掉，代谢脂肪所产生的有害物质减少，对预防疾病，尤其是预防心脑血管疾病非常有益。

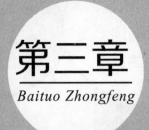

第三章

Baituo Zhongfeng

中风的治疗手段

　　中风等脑血管疾病是直接导致人死亡的危险因素之一，它具有突发、复发的特点，长期以来对中老年人的健康造成了极大的威胁。因此，正确认识、积极治疗是阻止此类疾病发生和发展的关键。

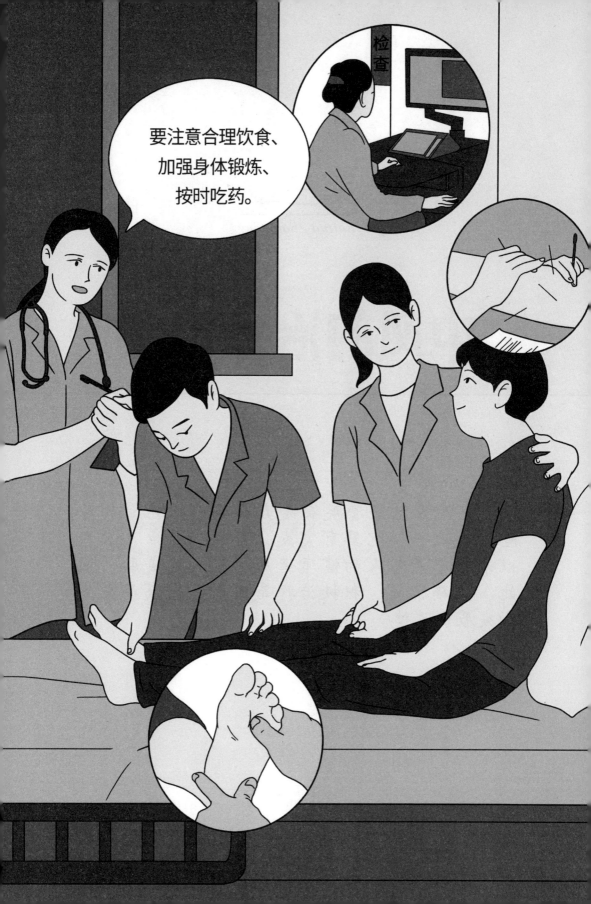

中风后"黄金三小时"莫错过

可以说中风的治疗就是和时间赛跑，如果有患者中风了，最好在3小时内送往医院救治。在此过程中，急救的每一个环节都不能出错，否则都有可能带来严重的后果。

首先，要了解中风的一些具体表现，这样才能免于危险。3小时听起来时间似乎很宽裕，但在现实生活中，却很少有患者能够在中风3小时之内被送往医院。最主要的原因是，很多人不知道什么是中风的具体表现。比如，头痛就是多数人最容易忽略的症状。引起头痛的原因有千百种，的确不易被人注意。大约有1/3的人在中风之前会有头痛的现象，尤其是突然的剧痛更要小心。另外，中风之前还会突然出现下列症状：面部或肢体突然麻木、无力，尤其是一侧肢体的麻木和无力；单眼或双眼突然看不清东西；没有原因的突然严重头痛；突然昏迷，不能讲话或听不懂其他人的话；突然行走困难、头晕、不能平衡。

其次，在能叫救护车的情况下，不要自己开车送患者去医院。现在有车的家庭越来越多，很多人觉得有了急事当然是自己家里开车会更快一些。可是，如果家里要是真的有人发生了中风，自己开车送患者到医院就是大错特错了。因为在抢救中风患者的过程中，如果在这一关键时刻"掉链子"，就会浪费患者宝贵的时间。有关调查显示，中风患者使用救护车的比例在我国仅为23%。

相对于救护车来说，家属自行开车送患者上医院，有三大不利的因素：第一，不知往哪家医院送合适；第二，万一患者途中出现病情加重的情况，家属不懂得如何处理；第三，在交通上自驾车没有特权，路上会耽误很多宝贵的时间。例如，有的患者发病后，家属开车将患者送往一家大型的综合性医院。但这家医院并没有设立专门急救脑血管病的科室。家属只好开车又去另一家医院，而这家医院也没有设立救治脑血管病的科室。最后，折腾半天，才将患者送往专科医院，延误了治疗时间，最终导致患者病情恶化。

最后，除了会送到一些不适合的医院外，家属还往往不知道该给患者采取何种姿势最合适，在拖、拽的过程中会加重患者的病情。所以，家里如果有人发病，正确的做法是先拨打急救电话120，然后在原地等待。

健康小贴士

有关研究显示，如果中风患者能在发病后3小时内进行有效的治疗，则患者能够取得比较满意的治疗效果。

中药治疗中风后遗症

中风主要是因为脑血管阻塞或破裂引起的脑血液循环障碍和脑组织机能或结构损害的疾病。如果脑出血的部位在内囊，就会引起对侧松弛性偏瘫；如果是大脑左半球出血，可能会伴有失语的症状。中风的急性期后，偏瘫逐渐成为痉挛性，上肢屈曲、内收，下肢呈直伸，腱反射亢进，运动能力有恢复的可能。

随着时间的推移，偏瘫肢体的运动可以逐渐恢复，而且下肢一般来说比上肢恢复得更早一些，近端比远端的恢复好一些，手指精细动作的恢复是最迟并且是最差的。

中医认为，中风是由于虚、风、火、痰、气、瘀导致的，对于半身不遂的患者来说，在软瘫期的时候，除了吃普通的治疗药物外，不妨配合使用有益气、活血、通络作用的补阳还五汤；在硬瘫期的时候应该多用一些有养血柔肝、息风活络作用的四物汤合天麻钩藤饮。对具有语言障碍的患者，常用有祛风化痰作用的解语丹；对于肾虚者合用左归饮。老年痴呆的患者，常用益脾肾、补脑髓、化瘀豁痰开窍的右归丸和血府逐瘀口服液来治疗。

在服用中药治疗中风时，要注意服用中成药应根据自己的体质和病情，在中医师的指导下服用，切不可自己乱服用。

健康小贴士

　　在这里提醒中风患者以及家人，千万不要迷信各类广告中所谓的治疗中风的特效药。因为从医学角度上来说，中风是由于高血压、高血脂等代谢性疾病引起的，发病也是一个漫长的累积过程，从目前医疗手段及水平来看，并没有一种特效药能够"立即"治愈中风。因此，不要轻信各类药物广告，治疗中风还是要有耐心。

"三管齐下"治缺血性脑中风

中风是危害健康的一种常见疾病,其中缺血性脑中风占中风总体病例的80%。目前,医学界对中风病因、病理进行了深入的研究,尤其是对于脑损害机制的研究取得了突破性的进展,从而对缺血性脑中风的治疗产生了很重要的指导作用。

缺血性脑中风的最直接病因是大脑供血中断,导致脑组织缺血梗死,因此,治疗急性缺血性脑中风首要的任务就是要尽快恢复脑血流的正常运转。

常用的治疗方法是溶栓。脑缺血导致神经细胞死亡的机制是十分复杂的,包括一系列继发性的病理、生理变化,如细胞内外水和电解质的失衡、兴奋性氨基酸的神经毒性、自由基的损伤以及能量代谢产生障碍等。如果在治疗缺血性脑中风的时候,单纯应用溶栓来恢复血流的话,那么,上述的那些病理、生理变化仍然会存在。

因此,必须同时采取脑保护的治疗措施,阻止上述的继发性损害机制以及所引发的恶性循环,从而为神经功能的修复提供理想的恢复环境。

目前应用较多的脑保护治疗包括钙拮抗剂、自由基清除剂、NMDA受体阻断剂及单唾液酸四己糖神经节苷脂以及亚低温疗法等措施。

缺血性脑中风患者在进行溶栓以及对脑保护两项治疗措施的同时,也应该及早地进行康复治疗,以防止肢体畸形和挛缩,便于更好地恢复肢体的功能。通过溶栓、脑保护以及康复治疗的"三管齐下"，缺血性脑中风的患者将有可能在短时间内更好地恢复健康。

健康小贴士

无论是缺血性脑中风患者，还是其他类型的脑中风患者，都应在医生的指导下，有效地控制中风的危险因素，只有这样才能较好地预防中风再次发作。如果有中风后遗症，应严格遵从医生的指导，以便更好地得到恢复。

中枢性疼痛的综合治疗

中风后的丘脑痛是最具代表性和最典型的中枢性疼痛。在解剖结构上，丘脑是一切传入纤维首先汇集的部位，是把来自体内的各部位感觉刺激传向大脑皮层的中转站。因此，当丘脑发生损害时感觉障碍的表现比较突出，丘脑痛便是其中的表现形式之一。

丘脑痛的临床特点表现为对侧上肢、下肢出现剧烈的、难以形容的自发性疼痛或激发性剧痛，剧痛是持续性的，可能会突然加重，强光照射、风吹、特殊气味及高尖的声音等刺激会加剧疼痛的程度；自发性疼痛常伴有感觉过敏和感觉过度的症状，其疼痛的部位并不是很清楚，常呈弥漫性状态，难以说出一个准确的位置；疼痛的性质有灼烧感、冷感和难以描述的痛感等，并且疼痛常常受情绪的影响，一旦情绪激动就会使疼痛加重。

目前治疗脑中风后的中枢性疼痛已经不再局限于某一种疗法，而必须采取综合治疗的方法。采用针刺、中药、心理支持以及康复按摩等综合疗法治疗中枢性疼痛的疗效较好。

几种止痛方法

● **调神止痛法**：以调神的方法，重用内关、人中理气调神，"调其神，令气易行"，能起到"以意通经"的镇痛效果。并根据疼痛的部位，辅以循经取穴和局部取穴，以调神为主为先，以通经为辅为用，起到调神导气、止痛移疼的效果。

● **阻力止痛法**：取患者疼痛最明显的体位，在患者疼痛最明显的部位或穴位针刺，进针得气后，行深部雀啄手法，然后将针提至患者的皮下，嘱咐患者做最疼方向的主动运动，本方法具有针刺止痛和运动止痛的双重作用，用于脑中风患肢痛症的疗效比较显著。

● **温经止痛法**：此法有两个含义：第一，取远处具有温阳行气、温经通络之穴位，使阳气通、寒湿去、病痛除；第二，取局部穴位，用温针、艾条等给予患者温热的刺激，使寒客之经脉温通，郁滞之经气运行。

中医治疗方法

● **刺络拔罐法**：用三棱针、毫针刺破人体的一定部位，溢出适量血液，使瘀滞于经络、肌肤之邪毒随血而出，通过通经活络来达到祛瘀止痛的治疗方法。

中风后中枢性疼痛常常在半身不遂的同时，伴有肢体疼痛及感觉障碍，究其原因多为气滞血瘀，瘀血阻络。

中药外用治疗中枢性疼痛

● **中药熏蒸湿敷**：采用制川乌、草乌、苏木、独活等近十种天然药材煎制后，取其汁于患部熏蒸，取其质于患部热敷。此方法能有效激活人体细胞活性，调节改善微循环，具有舒筋活络、化瘀止痛的作用，对于中风偏瘫及疼痛有很好的辅助治疗作用。此方法每日治疗1次，20日为1个疗程，1~2个疗程可获显效。

● **中药药浴**：选择适合的活血化瘀、疏通经络的药物包入纱布袋中，然后放在水中煮沸20分钟，然后把肢体泡入药液中，药物可以通过皮肤透入人体内，从而发挥效用。药浴的热量还可以促进血液循环，促进身体的康复。

健康小贴士

情绪对疾病有非常重要的影响。对于正经受中枢性神经痛的人来说，除了要使用药物等以减轻生理疼痛为主的方法外，还要注意积极情绪的保持。家属和患者都要积极配合医生的治疗方法，尽量使自己保持放松、积极的情绪，这对缓解中枢性神经痛有一定的积极作用。

急性缺血性脑中风的治疗

对于急性缺血性脑中风的治疗常常需要从以下几个方面入手：

● **降低颅内压**：严重脑水肿和颅内压增高是急性重症缺血性脑中风的常见并发症，是死亡的主要原因之一。所以需要避免和处理引起颅内压增高的因素，如头颈部过度扭曲、激动、用力、发热、癫痫、呼吸道不通畅、咳嗽、便秘等；建议对颅内压升高、卧床的脑梗死患者采用抬高头位的方式，通常抬高床头大于30°。甘露醇和高张盐水可明显减轻脑水肿、降低颅内压，减少脑疝的发生风险，可根据患者的具体情况选择药物种类、治疗剂量及给药次数。必要时也可选用甘油果糖或呋塞米。对于严重颅内压增高患者，经积极药物治疗病情仍加重，尤其是意识水平降低的患者，可请脑外科会诊，考虑是否行减压术以降低病死率，减少残疾率，提高生活自理率。

● **调整血压**：约70%缺血性脑中风患者急性期血压升高，原因主要包括：病前存在高血压、疼痛、恶心呕吐、焦虑、躁动等。多数患者在脑中风后24小时内血压自发降低。所以缺血性脑中风后24小时内血压升高的患者应谨慎处理，血压不宜降得太快，否则会使本来已受损而有限的血管调节作用不能很好地发挥；而降得太低，又会使病灶区的血液供应更趋减少，从而导致病情恶化。可选用拉贝洛尔、尼卡地平等静脉药物，建议使用微量输液泵给予降血压药，避免使用引起血压急剧下降的药物。

● **止血和防止再出血**：止血药对蛛网膜下腔出血有一定的帮助，近年来随着对血液流变学的深入研究发现，脑出血急性期有纤溶系统亢进，所以主张早期以5～7天为限，常用6-氨基己酸6～12克静滴，每日1次，或止血芳酸400～600毫克静滴，每日1次。

● **维持体内的营养，防止水和电解质紊乱**：中风患者由于呕吐、昏迷，不能进食，或使用脱水剂等因素，体液将会大量丢失，极易引起水和电解质的失衡。对意识不清而不能进食的患者，应鼻饲进食，每日补液1500～2000毫升，补钠6克，补钾3克。对于出血多的患者来说，可适当增加补液量，体温每升高1℃，每千克体重可增加补液量5毫升。

健康小贴士

有关资料表明，高血压性脑出血，单纯死于出血者仅占4%，而绝大多数死于并发症。因此，提高对并发症的认识，并进行积极有效的治疗，也是提高治愈率、降低中风疾病死亡率的关键因素。脑出血最常见的并发症是脑疝、消化道出血、肺部感染和脑心综合征等，在治疗中应严密观察，一旦出现上述并发症，要对患者进行积极有效的治疗。

重症脑出血的治疗

中风患者如果得了重症脑出血，血压会急骤下降，显然不利于脑血液循环的自动调节，甚至会加重脑缺血，同样也会使短暂性脑缺血发作频度增加，所以应缓慢地降低血压，不宜过猛。

收缩压降至130～140毫米汞柱是安全的；对于收缩压大于220毫米汞柱的脑出血患者，在数小时内密切监测血压的情况下，持续静脉输注药物控制血压可能是合理的，收缩压目标值为160毫米汞柱。对于收缩压150～220毫米汞柱的住院患者，在没有急性降压禁忌证的情况下，如果血压不超过200/110毫米汞柱，一般不需要采取降压措施。如果是高于原血压水平的，一般降到略高于平时的水平，如不清楚平时血压情况，则降压幅度不应大于20%，最高不大于25%，或降至140～160/90～100毫米汞柱。

除此之外还要控制脑水肿，降低颅内压。一般多用甘露醇，可用20%甘露醇125～250毫升快速静脉滴注，6～8小时1次，一般情况应用5～7天为宜。颅内压明显增高或有脑疝形成时，可加大剂量，快速静推，使用时间也可延长，可和速尿40毫克静推交替使用。也有使用甘油果糖静脉滴注。成人一般250～500毫升，一日1～2次。根据年龄、症状可适当增减。输注后4小时内如尿量少于250毫升，可慎用或停用，并且要检查肾脏的情况。

虽然一般认为脑内动脉出血难以用药物制止，但对点状出血、渗血，特别是合并消化道出血的，止血药和凝血药的应用可能会发挥一定的作用，所以临床上对脑出血患者仍可选用。

必要的情况下，要通过颅骨钻孔或骨瓣形成以清除血肿来治疗脑出血。目前有一种叫作CT定位钻孔血肿抽吸尿激酶注入法的治疗方法，是在高血压性脑出血的基础上，利用CT引导定位进行血肿吸出。这种治疗方法不需要特殊设备，方法简单、安全，手术在局部麻醉的条件下进行，麻醉危险低，并且创面小、时间短，加上尿激酶的作用，可以较充分地吸出血肿，尤其适用于年老体弱的中风患者。

健康小贴士

中风患者如果是小脑出血，病情恶化，应该进行紧急手术以争取转危为安。如果是大脑半球浅部实质内出血，临床表现为进展性中风，或在起病后1～2天内症状有短暂的好转或稳定，然后病情恶化加重者，如没有其他的禁忌证，可以考虑手术治疗。

中风患者的康复治疗误区

因中风偏瘫的患者在治疗时经常会走弯路或被误导，比如，那些侧上肢向胸部勾紧，或者同侧下肢在地上"画圈"的偏瘫患者都是因为没有进行康复治疗导致的。对此，患者及其家属应该避免以下中风康复治疗的误区。

误区一

通过已有药物的治疗，只要休息好、营养好，就可以逐渐恢复，不需要进行康复治疗。

康复治疗的方法不是靠药物和手术的治疗，而是指以运动疗法为代表的各种功能恢复训练方法。据有关资料，偏瘫患者步行恢复率为：康复治疗组89.7%，单纯神经科治疗组65.2%；平均住院日为：康复治疗组74.4天，单纯神经科治疗组106.1天。由此可见，中风后遗症绝非是靠药物、休息和营养就能逐渐恢复的疾患，所以，必须尽早进行康复治疗，最大限度恢复功能。

误区二

一些人认为，中风后遗症的康复治疗包括针灸和按摩。

其实，康复治疗是一个很庞大的系统工程，主要包括以下几方面：

● **运动疗法**：用来恢复偏瘫患者的运动功能，主要是指一个康复治疗师对一个患者的手法治疗。运动疗法是根据中枢神经发育学的原理，通过易化和促通技术恢复患者的运动与感觉功能，并抑制异常运动和反射，也会配合使用一些运动器械促进患者的运动能力。

● **作业疗法**：是针对上肢运动能力、协调性和手的精细活动进行的康复治疗，目的是恢复患者的日常生活活动能力。

● **物理治疗**：如功能性电刺激、生物反馈治疗和相应的理疗，改善偏瘫肢体的肌肉和循环问题。

● **言语治疗**：对伴有言语功能障碍的患者进行治疗，以改善患者的言语沟通能力。

● **心理治疗**：脑中风偏瘫患者常伴有抑郁、焦虑情绪，需要给予适当的心理干预。

● **康复工程**：对于偏瘫肢体可以配置适当的矫形支具，以阻止肢体变形，辅助功能活动。

● **康复护理**：患者发病早期或卧床期的肢体功能位摆放和被动活动，预防呼吸道、泌尿道和胃肠道的并发症等。

针灸和按摩的治疗对于脑中风偏瘫的康复治疗，确实发挥了重要作用。但是，针灸和按摩不能完全代替康复治疗。

误区三

家人对患者的关爱越多，患者恢复就越快。

研究显示：在人口多的家庭中，中风患者的日常生活能力恢复较差，相反，在人口较少的家庭中，患者的日常生活能力恢复得较好。由于家庭成员多，子女们都争着尽孝心，所以许多日常生活的活动，即使中风患者自己能做的也不让他动手做，都是子女们替代完成，这样，患者肢体的活动量就非常小，得到锻炼的机会变少。

所以，患者在住院期间虽然也同样接受了康复治疗，但在日常生活活动中的康复意识不强，导致偏瘫肢体的运动功能和生活自理能力的恢复也就较差。而在人数少的家庭，中风患者的许多事情只能靠自己去做，生活自理的意识相当强烈，所以，偏瘫肢体运动功能和日常生活活动能力的恢复程度较高。

误区四

康复治疗对中风后遗症没什么效果。

中风偏瘫的康复治疗的确越早越好，一般在患病后1周左右就应该开始治疗。最佳康复期在发病后的3个月内，但对于3个月以上再进行康复治疗的患者也会有一定的疗效，问题的关键在于方法要正确。

国外报告显示，脑损伤的恢复过程是没有终点的，只是恢复进程会逐渐减慢。运动功能的恢复可持续到伤后的1～2年的范围内，甚至可持续到5年以上。国内报告显示，从未接受过康复治疗指导的中风患者，被"废用综合征"和"误用综合征"所困扰，通过康复治疗的"矫正"，能使运动功能得到部分恢复。

健康小贴士

　　康复治疗的目的不仅是治愈疾病，还要恢复患者或残疾者的身体功能。也就是说，患病后能够百分之百恢复的患者，不存在康复的问题，只有病后达不到百分之百的恢复，像脑中风后遗症留下的不同程度的偏瘫，才有康复治疗的问题。

摆脱|中风
Baituo Zhongfeng

双向调节，按摩治中风

在过去，很多人在为中风患者按摩时只将重点放在手脚上，所以一般都没什么治疗效果。只有进行全面的按摩才能达到一定的疗效。

对身体部位的具体按摩技巧

● **按摩的步骤**：先按摩中风患者的肩颈部和头面部，再按摩腰背部，最后按摩上下肢和胸腹部，此种按摩顺序会达到理想的疗效。

● **按摩的力度**：要先轻后重，采用循序渐进的方式。

● **按摩的次数**：每天可以按摩1次，每次可以按摩1小时。

● **按摩的方法**：在患者发病的1周内可让患者采用半卧位的姿势，并保持头高脚低的姿势进行按摩。随着病情的好转还可以逐渐让患者取仰卧、侧卧和坐位等方式。

不同部位的按摩方法

● **头颈部的按摩**：可用手指拿捏患者肩颈部的斜方肌和相关的督脉、膀胱经、大肠经、三焦经等穴位；用手指按摩患者肩颈部的肌肉和天柱、哑门、风池、廉泉等穴位；用手指揉按患者头面部的肌肉和百会、印堂、太阳、人中等穴位。

● **背腰部的按摩**：用手指或掌根部揉按患者背腰部的竖脊肌、腰方肌、脊柱和相关的督脉、膀胱经等穴位。

● **上肢的按摩**：用手指拿捏、揉按患者患侧上肢的肌肉和天府、曲泽、手三里、外关、内关、合谷等穴位。

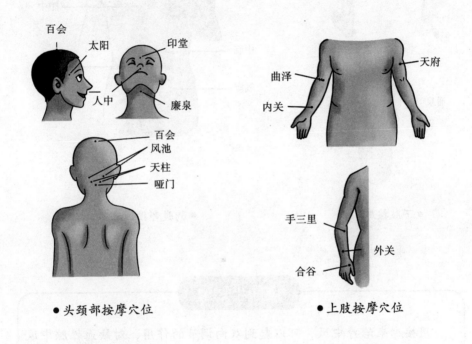

● 头颈部按摩穴位　　　　　　　　　● 上肢按摩穴位

● **下肢的按摩**：用手指拿捏、揉按患者患侧下肢的肌肉和足三里、委中、涌泉等穴位。

● **胸腹部的按摩**：用手指揉按患者胸腹部的肌肉和华盖、玉堂、膻中、中脘、天枢、气海等穴位。

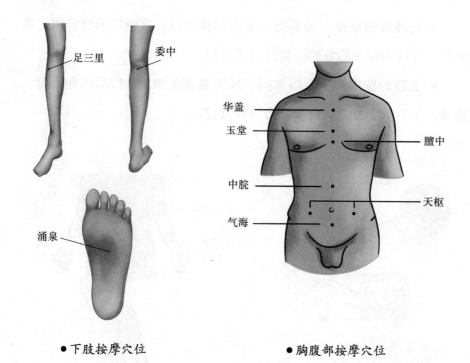

●下肢按摩穴位　　　　　　　　●胸腹部按摩穴位

健康小贴士

　　用按摩来治疗中风，可以起到双向调节的作用，对缺血性脑中风与出血性脑中风均有益处。

脑动脉硬化治疗三步曲

脑动脉硬化是出血性脑中风和缺血性脑中风共同的病理基础，因此，应当积极进行防治，才能控制病情。但是，目前对脑动脉硬化还缺乏特效的疗法，只能通过纠正脂肪代谢紊乱、扩张脑血管、控制血压、改善脑部血液循环来改善和减轻脑动脉硬化的症状。

那么，如何治疗脑动脉硬化才能达到更好的疗效呢？

注意加强体育锻炼

身体的运动有利于改善血液循环，促进脂类物质的消耗，减少脂类物质在血管内的沉积，增加纤维蛋白溶酶的活性及减轻患者的体重，因此，应该让患者坚持做一些力所能及的家务劳动和体育锻炼。对有智力障碍、精神障碍和肢体活动不便的患者，要加强护理，以防止意外事故的发生。

注意控制饮食

主要是限制高胆固醇、高脂肪饮食的摄入量，以减少脂类物质在血管内的沉积。例如，限制肥肉、猪油、蛋黄、鱼籽及动物内脏等食物的摄入量，同时还要注意避免食用高糖食物，因为高糖饮食同样会引起脂肪代谢紊乱。另外，脑动脉硬化患者平时应该多吃一些豆制品、蔬菜、水果及含纤维素较多的食物。食用油最好以植物油为主。

通过药物治疗来改善病情

药物治疗的目的是降低血液的脂质浓度、扩张血管、改善血液循环、活化脑细胞等，可选用他汀类烟酸肌醇脂、多烯康、脂必妥、非诺贝特等药物，以降低血脂浓度。扩张血管药物可选用脑益嗪、尼莫地平、氟桂嗪等钙离子拮抗剂。而吡硫醇（脑复新）、甲磺酸双氢麦角毒碱片（喜得镇）、脑活素等，有活化神经细胞的作用，也可适当选用。

健康小贴士

通过上述3种方法的结合，并以控制饮食和加强体育锻炼为主，药物治疗为辅来治疗中风，效果会更佳。

中风防治的四大误区

中风通常又被称作脑血管意外，这一叫法其实并不十分科学，表现了人们认为中风是一种突然发生而难以预防的疾病。还有很多人认为，中风是因为年纪变大而产生的自然疾病，是无法防治的，其实这样的想法都是不科学的。下面就是防治中风的几点误区。

中风只有通过吃药才能好

有的人认为中风是一种非常严重的疾病，意味着脑细胞和神经的损伤，只能通过服用药物才能治疗好。事实上，面对中风这一类发生于血液、血管的疾病，确实也只能通过药物才能治疗好，但是由于血液、血管是代谢的器官，饮食习惯调整、生活方式改变等可对中风治疗产生重要的影响，但很多中风患者及家属往往会忽略这一点。

还有的人认为，如果得了心脑血管疾病就一定会发生中风，发作只是早晚的问题。其实，这种观点也是认识误区。患了心脑血管疾病并不意味着一定会患中风，只要在早期积极进行一级预防，戒烟、戒酒，积极加强精神保健，就可以大大减少患中风的风险。如果是处在中风发病高峰期则要注意，此时一定要通过服用抗凝剂等药物来预防脑中风。

定期输液能预防中风

每到秋冬季节，就会有不少老年人排着队到医院输液，有的患者还会一次输两瓶，他们觉得这样才能降低血液黏稠度。实际上，这个观念是错误的。

首先，拿血液黏稠度作为中风的检测指标，是缺乏科学依据的。其次，没有证据表明输液能防止中风的发生。

化验单没有"箭头"表明正常

不少遭遇过"小中风"的患者常感到迷惑：我的体检化验单多年来一直都没有显示异常的箭头，为什么就出现中风和心肌梗死了呢？

对于一般人群和已患有冠心病或糖尿病患者，或者已经发生过中风、心肌梗死的患者来说，血脂治疗值和目标值与化验单上显示的正常值是不同的。后者人群的血脂目标值要求会更加严格，要低于血脂化验单上的参考值，即"坏"胆固醇——LDL-C（低密度脂蛋白胆固醇）的检测值要低于普通人群。

对于重点人群，即40岁以上男性、绝经女性、肥胖及有黄色瘤、血脂异常、心脑血管疾病家族史的患者，胆固醇指标也不能仅仅参考化验单上的正常值。在家里条件允许的情况下，此类人群应该每年检测一次血脂。

保健品能预防脑中风

很多中风患者采用保健品降低胆固醇，预防心脑血管疾病。保健品的效果并不明确，作为治疗高脂血症辅助用药目前仍然缺乏明确的临床研究依据。因此，保健品是无法取代药物治疗的。

健康小贴士

随着中风发病率的增加，虽然越来越多的人对中风知识有了一定的了解，但其中可能会存在一些错误的认识，如人们普遍认为，中风发生后，只需要非常短暂的时间，受累的脑细胞就会迅速死亡，但事实是在受累细胞中会存在一个"缺血半暗带"的部分。这个部分即使在供血量非常低的情况下，依然可以维持脑细胞的能量代谢，而挽救这部分脑细胞对中风的康复非常重要。

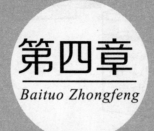

第四章
Baituo Zhongfeng

中风用药须谨慎

　　高血压及脑动脉硬化是诱发中风的主要原因，但有时中老年人用药不当也是诱发该病的一个不可忽视的原因。所以，中风用药应谨慎。

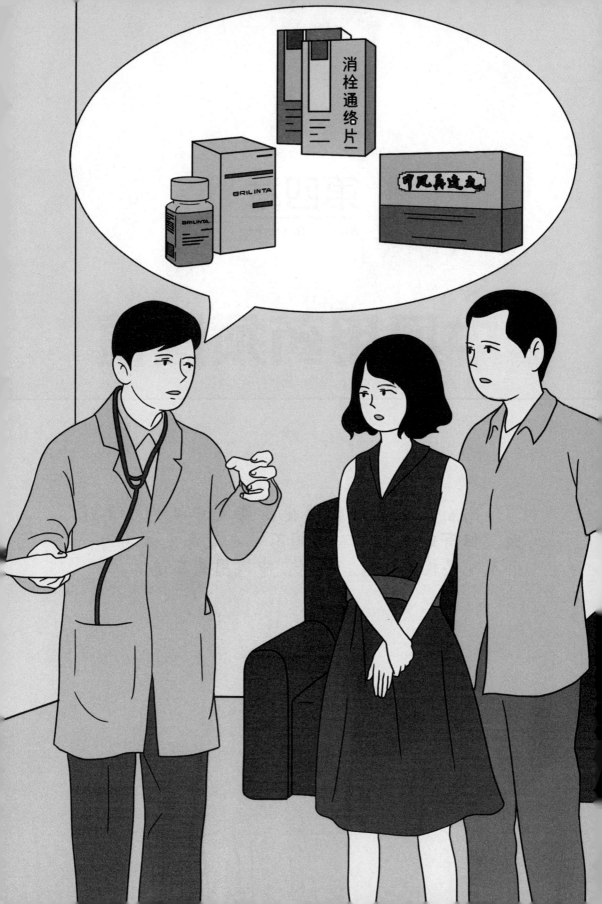

中风用药遵循三个"不"

中风患者应该选择吃什么药最适合自己的病情，这是中风患者及其家属都十分关心的问题。临床实践发现，中风是否再发作，很大程度上与服药的习惯有关。然而，究竟怎么吃药，患者经常踏入三个误区。那么，如何科学地服药呢，应该学会三个"不"的原则。

不中途停药

突发中风的患者，3天之内最危险，2周之内为急性期，若能得到及时有效的治疗，可以尽量减少脑细胞损伤；发病后1～6个月为恢复期，在此期间，患者有半身不遂、言语不清、嘴角歪斜等症状，受损的神经功能通过康复治疗可以在一定程度上得到恢复，部分患者仍有后遗症。

为了减少后遗症的发生，患者在这一年内就要坚持用药及进行康复治疗。一年以后是否可以不服药？回答是否定的。中风的复发率较高，应终身服药，预防再发。

不自己选中成药

从预防中风复发和治疗后遗症的角度来讲，中药制剂能够起到良好的效果。

近年来，市场上出现了大量的中成药，药物种类虽然很多，但中风患者却不能轻易自行挑选。原因在于，中医的精华在于辨证施治、分证论治，而每一种中成药的作用均有侧重。所以，中风患者在不清楚自己的病症，也不太了解药物作用的情况下，就不能随便选药，而应该先咨询中医，让中医医生根据病情和体质等有针对性地选择，避免选错药物的危害。

不奢望"特效药"

很多中风患者及家属总想找到一种或几种特效药，希望在使用后能够在短期内获得康复。

还有的患者家属觉得进口药、贵重药就是好药、特效药，结果不惜一切代价给患者买来使用。这样不仅达不到预期的效果，还有可能对身体不利。

健康小贴士

对于中风患者来说，由于发病的因素非常复杂，如高血压、血脂异常、高血糖等，这都属于慢性病，决定了中风的治疗也是一个漫长的过程。所以，中风患者不仅要治疗中风，还应控制血压、血糖，调节血脂和降低血液黏稠度等，只有这样才能有效预防二次中风和治疗中风后遗症。

防治中风，五类药物须清楚

中风的防治要选择正确的药物，做到合理用药，治疗时遵循医生的嘱托，从而以最小的医疗花费来获得最大的疗效。缺血性脑中风常见防治用药有以下几种：

● **抗血小板药物**：大型试验研究了中风后48小时内口服阿司匹林的疗效，结果显示，阿司匹林能显著降低随访期末的病死率或残疾率，减少复发，仅轻度增加症状性颅内出血的风险。对于不符合静脉溶栓或血管内取栓适应证且无禁忌证的缺血性脑中风患者应在发病后尽早给予口服阿司匹林每天150~300毫克治疗。急性期后可改为预防剂量（每天100毫克）。对于溶栓治疗者，阿司匹林等抗血小板药物应在溶栓24小时后开始使用，对不能耐受阿司匹林者，可考虑选用氯吡格雷等抗血小板治疗。对于未接受静脉溶栓治疗的轻型中风患者，在发病24小时内应尽早启动双重抗血小板治疗（阿司匹林和氯吡格雷）并维持21天，有益于降低发病90天内的中风复发风险，但有增加出血的风险，所以具体选择何种药物需要专业医生指导。

● **降脂药物**：血脂异常是缺血性脑中风以及短暂性脑缺血发作的重要危险因素之一。低密度脂蛋白胆固醇（LDL-C）的升高使得缺血性脑中风的风险增加。他汀类药物是治疗高胆固醇血症和防治动脉粥样硬化类疾病的重要药物。观察性研究显示，他汀类药物可改善急性缺血性脑中风患者的预后。有缺血性脑中风的患者，发病后应尽早对动脉粥样硬化性脑梗死患者使用他汀类药物开展二级预防。他汀药物的种类及治疗强度需个体化决定，对于有确切的大动脉粥样硬化易损斑块，或有动脉栓塞证据，以及伴有多种危险因素的缺血性脑中风的高危患者，无论胆固醇水平是否升高，均推荐强化他汀类药物治疗，将LDL-C降至1.8毫摩尔/升以下，或将LDL-C降低40%以上，并定期监测血脂水平。他汀类药物治疗前及治疗中，应定期监测临床症状及肝功能、肌酸激酶变化，如出现监测指标持续异常并排除其他影响因素，应咨询医生是否减量或停药观察。

● **降压药物**：高血压是脑出血和脑梗死发作最重要的危险因素。研究显示，收缩压每升高10毫米汞柱，中风发病的相对危险增加49%，舒张压每增加5毫米汞柱，中风发病的相对危险增加46%。有效的抗高血压治疗对于脑血管疾病的预防非常重要。血管紧张素受体拮抗剂（ARB）能够有效地控制血压，并可以降低高血压伴有糖尿病、心房颤动、左室肥厚、颈动脉内膜硬化等患者发生中风。ARB有较好的耐受性和依从性，长期应用有利于减少中风的发生和复发。长效钙拮抗剂（CCB）不仅有较好的平稳降压作用，还有明确的抗动脉粥样硬化作用，因此长效钙拮抗剂可作为高血压伴有动脉粥样硬化性脑血管疾病的首选药物。脑血管病急性期及伴有重度脑血管狭窄的患者，降压治疗应慎用。

● **静脉溶栓药物**：药物包括重组组织型纤溶酶原激活剂（rt-PA）、尿激酶和替奈普酶。rt-PA和尿激酶是我国目前使用的主要溶栓药，目前被证实是治疗超早期脑梗死最有效的药物。循证医学证明，对符合适应证的急性脑梗死患者，在起病3小时内静脉给予rt-PA溶栓治疗，疗效优于抗血小板治疗、抗凝治疗。后循环脑梗死的溶栓时间窗可适当延长。溶栓治疗应在有经验的医院，由经过培训的医师来操作。

● **抗凝药物**：急性期抗凝治疗虽已应用50多年，但一直存在争议。抗凝治疗能降低缺血性脑中风的复发率、降低肺栓塞和深静脉血栓形成发生率，但被症状性颅内出血增加所抵消，所以对大多数急性缺血性脑中风患者，不推荐无选择地早期进行抗凝治疗。对少数特殊急性缺血性脑中风患者（如房颤、心脏机械瓣膜置换手术）是否进行抗凝治疗，需综合评估（如病灶大小、血压控制、肝肾功能等）。目前对于瘫痪程度重、确认必须长期卧床的缺血性脑中风患者，为预防深静脉血栓及肺栓塞的形成，如果没有出血倾向，建议小剂量皮下注射低分子肝素。

健康小贴士

在中风的常见诱发因素中，服药不当导致中风发作占有很大比例。生活中，治病心切，短时间内大量服用降压药、大量使用镇静剂、长期使用利尿药，以及止血药的不恰当使用等都有可能导致血栓形成，造成中风。因此，无论是中风的预防，还是治疗，都要正确运用药物，科学降压、调脂。

适当服用阿司匹林防中风

为什么中风患者需要服用阿司匹林？相信这也是很多中风患者存在的疑问。中风最常见的病因是血液凝固形成血块，堵塞了脑血管，导致局部脑组织没有血液供应，进而发生脑坏死。血液凝固的过程中，血液成分血小板起着关键性的作用。而阿司匹林正好可以抑制血小板聚集，从而起到防止血液凝固，预防脑梗死的作用。

临床试验证实，每天服用75～150毫克阿司匹林，可以有效地预防所有的血栓性疾病，包括脑梗死、心肌梗死、心绞痛等疾病和死亡的危险。有女性健康研究显示，美国近4万名女性医务工作者亲自参加试验，每日口服阿司匹林长达10年的结果显示，阿司匹林使首次脑梗死发生率下降了24%。因此，阿司匹林是目前防治中风的最基本用药之一。

那么，中风患者服用阿司匹林最佳的剂量是多少呢？许多人都知道预防心脑血管疾病应该使用小剂量的阿司匹林。但是"小剂量"到底是什么样的剂量范围呢？有关调查显示，每天服用75～150毫克阿司匹林的效果最好，每天低于75毫克是否有效不能确定，而剂量高于每天300毫克不良反应增加，疗效反而会降低。因此，医学界一直认为，"小剂量"的阿司匹林是指每天75～100毫克。长期使用的最佳剂量为每天75～150毫克，而每天150～300毫克主要是在脑梗死急性期使用。

阿司匹林可以服用多长时间呢？如果没有其他的禁忌证，阿司匹林需要终身服用。阿司匹林对于防治心脑血管疾病的作用在于抑制血液中的血小板功能。人体血小板的"寿命"为10天左右，因此，每天坚持服用1次阿司匹林就足够抑制新生成的血小板，对人体产生持续的保护作用。一般人停用阿司匹林48小时后，相应的保护作用就会丧失，这也是为什么阿司匹林标准的服用方法是每天1次的原因。

如何预防阿司匹林消化道的不良反应呢？对于本身就具有消化道疾病，如溃疡病的中风患者，在服用阿司匹林时，需要向医生仔细咨询。在药物方面，首先要服用肠溶片，而非肠溶片如普通阿司匹林或泡腾片是在胃内即时溶解的，所以，对胃黏膜具有一定的刺激作用，而肠溶片只在肠道的碱性环境下才会溶解。肠溶片最好在饭前服用，药物就会迅速进入肠道。

健康小贴士

在这里，需要提醒正在或者准备通过服用阿司匹林来预防中风的人，阿司匹林虽然对预防心脑血管疾病具有一定的作用，而且临床也在使用，但由于阿司匹林是抗血小板类药物，有出血的风险，而且服用的剂量应根据病情而定，因此在服用剂量或服用次数方面，还是应遵从医嘱，不要自己盲目服用。

服用波立维防中风

在抗血小板聚集药物中，有一种叫作波立维的药物，其预防中风的效果比阿司匹林更好。波立维在医学上被称为氯吡格雷，是一种血小板聚集抑制剂。

氯吡格雷作用机制

氯吡格雷是一种二磷酶腺苷（ADP）受体阻滞剂，它与血小板表面ADP受体结合后，会抑制血小板膜ADP受体的表达、结合及其活性，从而抑制血小板相互聚集，有效阻止血管内皮损伤部位的血栓形成。服用氯吡格雷的效果要比阿司匹林好，不良反应小，因此它已成为预防中风过程中重要的药物之一。另外，对阿司匹林药物过敏，或者有禁忌证时，可以把氯吡格雷作为替代药物应用。

氯吡格雷的不适应人群

尽管氯吡格雷的治疗效果要比阿司匹林好，而且不良反应也小，但并不是所有人都适合服用氯吡格雷。正处在心肌梗死急性发作期最初几天，或者患有不稳定型心绞痛，或者因心脏搭桥手术而导致的急性缺血性脑中风患者；由于创伤、手术或其他病理原因而可能引起出血量增多的患者；胃肠道和眼内易出血的患者；严重的肝病患者，并可能有出血倾向；正在服用华法林药物的患者；正在服用非甾体解热镇痛药、肝素、血栓溶解剂，以及易导致胃肠伤害的药物的患者，都需要由专业医生权衡利弊是否使用此药。孕妇、哺乳期母亲和儿童也不推荐服用此药物。

另外，对本品或者对本品构成成分过敏的人，有严重肝脏损伤的人，以及正在经历活动性病理性出血的患者，严禁使用本药物。

氯吡格雷的适应证和用法、用量

临床上，氯吡格雷目前被广泛用于心肌梗死、缺血性脑血栓、闭塞性脉管炎、外周动脉粥样硬化及血栓栓塞引起的并发症等。氯吡格雷的推荐剂量为75~150毫克/天。氯吡格雷对胃肠有一定的刺激，最好于饭后服用，或者与食物同食可减少其对胃肠的刺激。

健康小贴士

在这里需要提醒，某些人在服用氯吡格雷时，可能会出现一些不良反应，如消化不良、呕吐、腹泻、腹痛、消化道或颅内出血、严重粒细胞减少及严重再生障碍性贫血等。因此，在服用此药物时，应时刻监测身体状况。一旦出现以上症状，请立即停药，并告知医生。

巧选中成药治疗中风后遗症

中医认为，中风是由于人体气血逆乱而产生风、火、痰、瘀，致脑脉痹阻或血溢脑脉之外。由于气血不足，肝肾阴虚，阴阳失衡，感受外邪；或长期情志失舒，精神过度紧张；或饮酒过度，恣食膏粱肥甘厚味，而致肝阳上亢，引动肝风，横窜经络。甚则血随气逆，上冲脑部，可出现严重的中脏腑之"脱证"或"闭证"。

中药清开灵等注射剂可用于急性脑血管疾病的危重症候，中成药在治疗中风后遗症方面具有显著的疗效，可在急性期就开始使用，疗程可长达3~6个月以上。下面是一些治疗中风的中药，以供参考：

● **脑塞通丸**：功用活血化瘀、通经活络、益气养阴。每次1粒，一日2~3次化服。孕妇忌用。

● **豨莶通栓丸**：功用活血祛瘀、祛风化痰、舒筋活络、醒脑开窍。主治脑血栓引起的半身不遂、肢体麻木、口眼歪斜、语言障碍、左瘫右痪。每次1粒，一日3次。孕妇禁用。出血性脑中风和混合性脑中风急性期内禁用。

● **心脑舒通胶囊**：功用活血化瘀、通利血脉。主治中风恢复期半身不遂、语言障碍，心脑血管缺血，血液高黏症。每次3粒，一日3次，饭后服用。孕妇、有出血史者、颅内出血未止者均禁用。

● **天龙熄风颗粒**：功用平肝熄风、活血通络。主治急性脑梗死轻症、头痛、眩晕、烦躁易怒、口苦咽干、言语謇涩、口舌歪斜、半身麻木不遂。每次9克，一日3次，脑出血者禁用，过敏体质、高血压脑出血倾向者应慎用。

● **消栓胶囊（肠溶）、消栓口服液**：功用补气、活血、通络。主治缺血性脑中风、半身不遂、口舌歪斜、口角流涎、言语謇涩、面色㿠白、气短乏力、下肢痿软、小便频数。每次2粒，一日3次，饭前30分钟服用；或口服液每次10毫升，一日3次。孕妇忌用，阴虚阳亢及出血倾向者慎用。

● **豨蛭络达胶囊**：功用化痰活血、熄风通络。主治脑梗死轻症（缺血性脑中风）急性期、风痰瘀血、痹阻脉络半身不遂、口舌歪斜、言语不利、偏身麻木、头晕。每次4粒，一日3次。

● **培元通脑胶囊**：功用益肾填精、熄风通络。主治缺血性脑中风恢复期、半身不遂、眩晕耳鸣、口舌歪斜、言语不清、偏身麻木、腰膝酸软。每次3粒，一日3次。孕妇禁用，服药期间忌辛辣、油腻、烟酒。

● **麝香抗栓胶囊**：功用通络活血、醒脑散瘀。主治脑血栓致半身不遂、言语不清、手足麻痹、头痛目眩。每次4粒（0.25克1粒），一日3次，孕妇忌用。

● **脑血栓片**：功用活血化瘀、潜阳熄风、醒脑通络。主治脑中风先兆如肢体麻木、头晕目眩等症，脑血栓形成出现的中风不语、口眼歪斜、半身不遂等症，具有预防和治疗作用。每次6片，一日3次。孕妇忌用。

● **清开灵注射液**：功用清热解毒、化痰通络、醒神开窍。主治脑中风（缺血或出血）所致的高热、神志不清、偏瘫。每日1次，20～60

毫升加入10%葡萄糖250毫升中静脉滴注。

● **甜梦口服液**：功用益气补肾、健脾和胃、养心安神。主治脑中风后遗症的头晕耳鸣，失眠健忘，腰膝酸软，肢体活动不利。每次20毫升，一日2次。

健康小贴士

中药虽然以其疗效可靠、不良反应小深得人们的青睐，但近些年来临床实践证明，传统的中药由于成分复杂，药理作用模糊，也会引起不良反应。因此，即使在选用中药治疗中风时，也要谨遵医嘱，在合适的阶段选择合适的药物，切不可自己盲目服用。

维生素能降低中风死亡率

有关研究显示，每天服用一粒复合维生素，或者是一种抗氧化维生素A、维生素C或维生素E，能够在一定程度上减少心脏病和中风致死的危险。

美国对年龄在30岁以上的成人进行过研究：有些人只服用复合维生素，有些人只服用抗氧化维生素A、维生素C或维生素E，有些人服用复合维生素和抗氧化维生素A、维生素C或维生素E，而他们服用的时间都在7年以上。

研究人员将这些服用维生素的人和没有服用任何维生素的人，进行死亡率的比较。结果发现，服用复合维生素和一种抗氧化维生素的人，死于心脏病和中风的概率比不服用任何维生素的人低15%。而且，服用复合维生素的时间越长，死亡的概率也越低。

但是，只单独服用复合维生素的人，却没有出现上述的结果。研究人员表示："这可能是因为，想要减少死亡率还需要另一种维生素或是其他的营养。"

健康小贴士

通过一些实验证明，服用维生素可以明显降低中风的发病率，所以，在日常生活中，要注意摄取适量的维生素，提高身体的抵抗力，避免疾病的发生。

老年人如何让血管"年轻"

人体最早从哪里开始衰老呢？有人说脚先老，也有人说眼睛先老和牙齿先老，还有人说肠胃先老。而最确切的说法应该是，人体最容易衰老的是血管。

人的健康和寿命是与身上血管有密切关系的。人的动脉硬化，就如人的脸上要起皱纹、头发要变白一样，会悄无声息、慢慢地发生变化。

一般来说，人的血管年龄会受到生理年龄的制约，人在年轻的时候血管也年轻，人在衰老后血管也会随之老化。但也并非完全如此，不同的营养结构、生活习惯对血管的健康影响截然不同。

大量的研究资料显示，科学的养生方式可以延缓人体的血管衰老；反之，就会加速血管的老化。血管老化的最直接后果就是遭遇健康的"头号杀手"——心脑血管疾病。因此，每一位追求健康长寿的中老年朋友，都应该特别重视血管的保健。

那么，怎样才能让血管保持年轻呢？有关专家认为，尽管血管随着年龄的增长会自然衰老，但只要注意日常的科学饮食，改进膳食结构，加强体育锻炼，并养成良好的生活习惯，血管的老化就会得到延缓和逆转。

● **坚持合理的营养膳食**：在坚持食物品种多样化，每餐不能吃得太饱和过咸的基础上，还应该少吃肥肉、巧克力、奶油、糖、甜点以及动物内脏等食物，多吃一些富含钾盐、镁盐、维生素类的瓜果蔬菜，还可以多吃苹果、胡萝卜、菠菜、橙子、金枪鱼等抗衰老的食品。

●**每天至少运动半小时**：生命在于运动，血管也同样如此。长期有规律的体力活动或运动，能够很好地维护血管的弹性，避免因年龄增长而导致的血管老化，并能使老年人的血管功能像年轻人的一样好。每天至少运动半小时，如走路、骑自行车、游泳、打门球、打乒乓球、慢跑等运动，都能提高血管"年轻化"程度。

●**尽量保持愉快的心情**：外界突然的刺激和过度的紧张等都会导致血压急剧升高，进而导致心脑血管意外。人过中年后，必须要心胸放得宽，心态放得正，眼光放得远。

健康小贴士

日常生活应该有规律，劳逸适度。在饱食过后不要立即躺下休息；一觉醒来也不要着急起床，可闭目养神几分钟，适当活动筋骨后再慢慢起来；养成睡前、早起喝一杯水的好习惯，以稀释血液，降低血液的黏稠度；保持房间通气良好。这些都有利于保持血管的年轻态。

缺血性脑中风常用药物

治疗缺血性脑中风的药物多达几十种，那么，中风患者应该如何选择合适的药物呢？现把这些药物归类介绍如下，以供参考：

● 第一类——血管扩张药：如潘生丁等。

过去认为只要药物能使脑血管扩张，血液便可从堵塞的血管中多流一些。近年来却发现，扩张血管药非但不能做到这一点，反而还会使病变部位的血液反流到健康的脑组织里去（称为"窃血"或"盗血"），造成脑组织损伤，所以不主张使用此类药物。

● 第二类——改善微循环、扩充血容量的药物：如低分子右旋糖酐等。

对大多数缺血性脑中风患者，不推荐扩容治疗；对于低血压或脑血流低灌注所致的急性脑梗死可考虑扩容治疗，但应注意可能加重脑水肿、心功能衰竭等并发症，对有严重脑水肿及心功能衰竭的患者不推荐使用。

● 第三类——溶解血栓的药物：如尿激酶等。

在用此类药物的时候，如果能达到溶解栓子的目的是最为理想的，但是在全身静脉用药时往往需要很大的剂量，有造成出血的危险。很多时候，医院会向患者推荐使用介入治疗法，具体方法就是通过导管把药物直接注入梗死的部位来溶解栓子，但此治疗方法前后都要做一次脑血管造影，对患者来说具有一定的危险性。

● **第四类——抗凝治疗**：如肝素等。

这类药物的作用是能防止血液凝固，预防深静脉血栓和肺栓塞，但是抗凝治疗也具有一定的出血风险，需要专业人员指导方可考虑使用。

● **第五类——钙离子拮抗剂**：如尼莫地平等。

这类药物可以有效地防止钙离子从细胞外流入细胞内，从而起到轻微扩张脑血管，保护脑细胞，增加脑细胞利用氧和葡萄糖等作用。该类药物可能会降低血压，使用时需要密切监测。

● **第六类——防止血小板凝聚的药**：如阿司匹林等。

如前文描述，血小板的凝聚往往是脑血栓形成的开端，如果能有效地阻断血小板的凝聚，也许就能防止血栓进一步形成。目前这类药物应用十分广泛，这类药物作为脑中风的预防药物效果非常好。

● **第七类——中药。**

中药的主要作用是活血化瘀，主要有口服药、静脉注射药和肌内注射药等。

健康小贴士

从治疗缺血性脑中风的药物来看，这七类药物里还有一些没有归类的，可见药品之多。但是，从以上几类药物来看，缺血性脑中风治疗复杂、风险高，预期效果不尽如人意，所以，医药研发人员都在努力研究新药，争取早日研发出疗效更好的药物。

改善脑代谢的临床用药

改善脑代谢的目的就是促进那些丧失了功能和濒临死亡的脑细胞逐步恢复原有的功能。但是对于那些在急性期已经破坏了的神经细胞，使用改善脑代谢的药物也是无效的。以下是日常生活中几种常用的药物（注意：在选用以下药物时，需要遵循专业人士指导）。

● **三磷酸腺苷**：三磷酸腺苷（ATP）是含有两个高能磷酸键的化合物，在分解的时候可能释放能量供人体利用。对受损伤而未死亡的神经细胞能促进其恢复，同时还能影响脑和冠状动脉的血液循环。可用于脑血管病、脑炎、神经炎、心绞痛等疾病。用法与用量：用ATP20毫克加入10%葡萄糖500毫升内静脉点滴；也可加入25%葡萄糖40毫升内静脉注射；或ATP20毫克肌内注射，每日1次。

● **细胞色素丙（又称细胞色素C）**：细胞色素丙在组织呼吸中起传递氢原子的电子作用，细胞色素氧化酶接受电子，激活氧，使之与氢化合成水。在参与此过程中，使二磷酸腺苷与无机磷酸根结合，生成ATP，产生能量。用于脑血管病、脑外伤、心脏病和中毒性疾病的辅助治疗。此药物可应用2～3个疗程，适用于急性期和康复期患者。

● **泛酸与辅酶A**：泛酸几乎全以辅酶A的构成成分而存在，对脑的代谢起着重要的作用，能增加脑耗氧量，促进脑代谢。泛酸与辅酶A可用于脑血管病变、心肌梗死和肝肾疾病的辅助治疗。一般主张间断性用药，并且适用于康复期。

● γ-氨酪酸：γ-氨酪酸在神经系统中的含量最高，作为一种抑制性神经介质，能够参与调节神经机能，提高葡萄糖磷酸化酶的活性，促使组织活动旺盛，改善脑血液循环，增加脑血流量、脑耗氧量，能降低血氨。对脑血管病所引起的偏瘫、记忆和语言障碍、昏迷具有治疗作用。对于肝肾疾病、中毒性疾病、肌肉萎缩也有一定的帮助。

● 脑复新：又称盐酸吡硫醇。脑复新是维生素B_6的衍生物，但不具有维生素B_6的一般药理作用。它能使脑对葡萄糖消耗量增加，改善脑的代谢和机能，改善脑电活动。可用于脑血管病、痴呆、脑外伤后遗症等。此药以口服为主，适用于康复期。

● 西比灵：西比灵是针对脑缺氧性疾病，改善脑部血循环，增强脑细胞对缺氧的耐受性，保护脑组织的药物。在脑缺氧的病理生理条件下，细胞内钙含量会异常增高。西比灵的作用机制是维持钙离子向细胞外输送的能力，或者预防由于供氧不足，致使此种钙离子向外输送能力的降低，也可能是由于外脂层变致密，降低了外层细胞膜对钙离子的通透性，使钙输入细胞内减少。这样就能预防在病理生理情况下，细胞内的钙离子过度负荷。西比灵是一种长效制剂，适用于头晕、头痛、注意力不集中、记忆力减退、小腿痉挛、感觉异常，对失眠、头晕、耳鸣有较好效果。每日只服用1次，每晚睡前服1次，每次服用5~10毫克，可克服不良反应。

● 脑通：脑通能够加强脑细胞能量的新陈代谢，增加血氧及葡萄糖的利用，改善认知、记忆等；促进神经传递物质的替换，有效地刺激神经传导，改善精神和情绪上的异常；增进蛋白质的合成，有效地改善记忆与学习能力的障碍。恢复神经元的正常功能，迅速改善脑细胞缺血的临床症状。适用于偏瘫、无力及语言障碍、耳鸣、头晕、视物模糊、感觉迟钝、头痛、失眠、记忆力减退、注意力不集中、痴呆、不安、易激动等功能障碍。口服：每次1～2粒（每粒10毫克），每日3次，空腹服；肌注：每次2～4毫克，每日1～2次；静脉滴注：每次2～4毫克，溶于100毫升生理盐水，缓慢滴入，每日1～2次。重症每日可提高至10毫克，用法同上。不良反应：偶有直立性低血压及眩晕发生，故注射后应平卧休息数分钟；但口服则未发现这种不良反应。

● **尼莫地平**：此药是治疗缺血性脑中风的脂溶性药物，容易透过血脑屏障选择性作用于脑血管。口服吸收快，1小时可以达到最高的血浓度，半衰期为1.5～2.0小时。常规量：每次20～40毫克，口服，每日3次。脑血管病的康复期应用此药比较适宜，不仅可治疗中风，还对预防中风再发有一定作用。

● **喜得镇**：该药是有效的脑代谢增强剂，可改善脑活力，有抗衰老的作用。喜得镇具有对抗肾上腺素的作用，能阻断交感神经受体，降低脑血管阻力及缩短血循环时间，增加脑血流量和对氧的利用。该药还可直接兴奋多巴胺及5-羟色胺受体，从而改善脑递质水平，对改善脑细胞的代谢起积极作用。对脑血管病后头痛，总有效率为90%。适用于治疗老年性痴呆、脑动脉硬化症、脑外伤、脑血管病的急性期和后遗症、周围血管病、血管性头痛和预防偏头痛。每日用量3～9毫克。可静脉滴注、肌注和口服。3个月为1个疗程，间隔2～3周，可重复1个疗程。

● **活血素**：主要成分是二氢麦角隐亭。为促进其肠道吸收和提高其血浆水平，可加入适量的咖啡因。口服溶液，易于吸收，而且见效迅速。该药的特性是阻断α-肾上腺素能受体，不但能扩张血管增加动脉血流量，还能通过增加功能性毛细血管面积，改善微循环，又能减少血小板和红细胞聚集，提高缺血脑组织的代谢功能，从而有效治疗脑、眼、耳部及外围性血循环不良所致的各种病症。适用于脑血管功能不全引起的眩晕、耳鸣，智力、记忆力减退，脑血管病后遗症，视网膜的血管性病变；血栓性脉管炎，雷诺病等。每次2～4毫升，每日2次，3个月为1个疗程。本药可用于高血压、糖尿病及肾衰患者。

健康小贴士

　　改善脑代谢的药物有很多的种类，要了解各种药物的不同作用，然后根据自身的情况，选择适合自身症状的治疗方案，才能达到事半功倍的效果。

脑血管病常用检查

脑病变检查

平扫CT：急诊平扫CT可准确识别绝大多数颅内出血，并帮助鉴别非血管性病变（如脑肿瘤），是疑似中风患者首选的影像学检查方法。

常规磁共振成像：在识别急性小梗死灶及后循环缺血性脑中风方面明显优于平扫CT。可识别亚临床缺血灶，无电离辐射，无须使用碘造影剂。但有费用较高、检查时间稍长及患者本身的禁忌证（如有心脏起搏器、金属植入物或幽闭恐惧症）等局限。

血管病变检查

颅内、外血管病变检查有助于了解中风的发病机制及病因，指导选择治疗方法，但在起病早期，应注意避免因此类检查而延误溶栓或血管内取栓治疗时机。常用检查包括颈动脉超声、经颅多普勒（TCD）、磁共振脑血管造影（MRA）、高分辨磁共振成像（HRMRI）、CT血管造影（CTA）和数字减影血管造影（DSA）等。

颈动脉超声对发现颅外颈部血管病变，特别是狭窄和斑块很有帮助；TCD可检查颅内血流、微栓子及监测治疗效果，但其局限性是受操作技术水平和骨窗影响较大。MRA和CTA可提供有关血管闭塞或狭窄信息。HRMRI血管壁成像一定程度上可显示大脑中动脉、颈动脉等动脉管壁特征，可为卒中病因分型和明确发病机制提供信息。DSA的准确性最高，仍是当前血管病变诊断的"金标准"，但主要缺点是有创伤性和一定的风险。

实验室检查及选择

所有患者都应做的检查：

1. 血糖、肝肾功能和电解质；

2. 心电图和心肌缺血标志物；

3. 全血计数，包括血小板计数；

4. 凝血酶原时间（PT）/国际标准化比率（INR）和活化部分凝血活酶时间（APTT）；

5. 氧饱和度。

约40%的患者存在脑卒中后高血糖，对预后不利，而低血糖直接导致脑缺血损伤和水肿加重也对预后不利，所以血糖也应严格监测。部分怀疑感染性疾病的患者，还需要行腰椎穿刺；有癫痫发作的患者，则需要完善脑电图的检查。

健康小贴士

　　脑血管病急性期的治疗争分夺秒，无论是静脉溶栓还是血管内治疗（包括血管内机械取栓、动脉溶栓、血管成形术），治疗的时机很重要，有严格时间窗的要求，所以具体需要什么样的检查一定要遵从专业人士的安排，避免延误治疗的最佳时机。

中风患者暑天不要停药

夏天的气温很高，在高温的天气里，许多恢复期或后遗症期中风患者及家属总以为此时气温太高，阳气十足，在此期间，不应该给患者服用药物，不如立秋以后药物利用吸收得好。因此，有很多中风患者在夏天的时候会减少服药量甚至停止服药。

其实，这种做法是非常不科学的，因为当暑热外蒸、毛孔开放时，患者的肌体最容易受到外邪的侵袭。而中风患者本来就气血虚弱，如果再遭遇外邪的侵袭，很容易导致中风复发或者旧病加重，再加上许多患者在暑热的夏天擅自停药，更进一步增大了中风发生的可能性。

以降压药物的应用为例，高血压患者一般都会伴有动脉硬化，在用药物使血压维持在正常水平后，如果中风患者突然停用降血压药，血压就会突然反弹，加之动脉管壁硬化，弹性减弱，血液就会突破血管自身的调节机制而引起出血。反之，如果中风患者擅自增加降压药的剂量，血压降得过低，血流速度减慢，也会因为本来黏稠的血液滞留阻塞血管而引起脑血栓。

健康小贴士

夏季天气炎热，血液流通加快，而已经老化的血管很可能跟不上温度对血液影响的速度，所以易诱发中风。不过，夏季也是中风患者恢复的好时期。夏季天气炎热，新陈代谢本身就在加快，相对来说，夏季比冬季更容易出汗，增加代谢物的排出。这在一定程度上可以防止中风的继续发展。

脑出血患者慎用硝酸甘油

脑出血患者在服用硝酸甘油时要慎重，硝酸甘油舌下含服能快速扩张血管，降低心脏负担，但容易诱发直立性低血压。因此，服药时不要让患者站立，以免出现头晕，甚至昏倒在地；也不要平卧位服药，以免回心血量增加，导致心脏负担加重。含服硝酸甘油的时候，最正确的姿势是让患者坐着服药。

此外，硝酸甘油还会使脑压和眼压升高，所以，对于青光眼、脑出血的患者来说更要慎用。硝酸甘油的有效期约为1年，患者在使用时应留意药物的有效期，并及时更换药物，千万不要误服过期药物。

健康小贴士

在医学上，硝酸甘油常被用来缓解心绞痛、扩张血管，在服用硝酸甘油时一定要舌下含服，因为吞服的硝酸甘油在吸收过程中必须通过肝脏，而肝脏具有灭活作用，将使吞服后的硝酸甘油失去作用。人类的舌下有很多舌下静脉丛，含服硝酸甘油可以使其直接进入血液，起效快，且药效不会降低。

小心这些药物

高温的时候中风的危险就会上升60%，而且气温越高，危险性越大。需要提醒的是，有些药物如果使用不当也会导致中风的发生。容易引起中风的常用药物主要有以下几类。

● **降压类药物**：天热时人体的血压不太稳定，如果服药剂量过大或多种药物同时服用，会使血压在短时间里突然大幅度下降。脑部供血不足，血流缓慢，血液易于凝集，已有脑动脉硬化的中老年人很容易发生脑血栓。因此，在使用降压类药物时，应从小剂量开始，切忌快速降压，在中风患者睡觉之前更应忌服大量的降压药，以免入睡后血压过低、血流缓慢而形成脑血栓。

● **利尿类药物**：速尿、双氢克尿噻等利尿药直接作用于肾脏，会促进电解质和水的排出。如果中老年人使用利尿类药物剂量过大的话，就会使尿液排出增多，容易使体内水分大量丢失，从而导致血液浓缩，黏滞性增加，形成脑血栓。

● **解热镇痛类药物**：此类药物虽然具有一定的镇痛作用，但也会使人大量地出汗，尤其是伴有呕吐、腹泻的中老年人，发汗后肌体就会缺水严重，血液浓缩，容易诱发脑血栓的形成。

● **镇静催眠类药物**：安定和巴比妥类药物，都具有抑制大脑皮质、扩张血管等作用，如果用量较大，就会使血压下降，引发缺血性脑中风。

● **滋补类药物**：人们认为中风患者病体虚弱，在治疗或调养的同时需要服用一些滋补类的药物。在中医理论中，中风患者在治疗或预防过程中确实也可以配合一些滋补类中药。不过，在这里提醒有心脑血管疾病的患者注意，在选择滋补保健类的中药时，尽量不要选择人参、鹿茸等拥有大补功效的药物。因为中医理论中有"虚不受补"之说，即长期患心脑血管疾病的人群体质虚弱，若猛然让中老年人长期、大量服用人参、鹿茸等大补之药，有增加脑血管意外的可能。因此，中老年人，尤其是患有心脑血管疾病的中老年人，想要通过进补来提高体质时，最好先咨询医生，不要自己盲目进补。

健康小贴士

近些年来患心脑血管疾病的人群有年轻化的趋势，在这里提醒各位有心脑血管疾病家族史的年轻人，特别是年轻女性，除了要注意上述药物外，还要小心口服避孕药物。临床实践证明，口服避孕药也可引起颅内动脉或静脉血栓形成，这与避孕药中雌激素的含量有关。因此，有心脑血管疾病家族史的年轻女性尤其要注意。

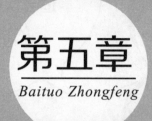

第五章

Baituo Zhongfeng

"风"从口入，中风患者饮食有道

对于中风患者本人和亲属来说，中风恢复期是一段异常艰辛的历程。除了通过坚持服药、适当运动来治疗中风，预防复发以外，饮食疗养对于脑中风患者的康复也起着很大的作用。如果能从饮食上给予合理的调养，就会让中风患者从饮食开始稳步走向康复。

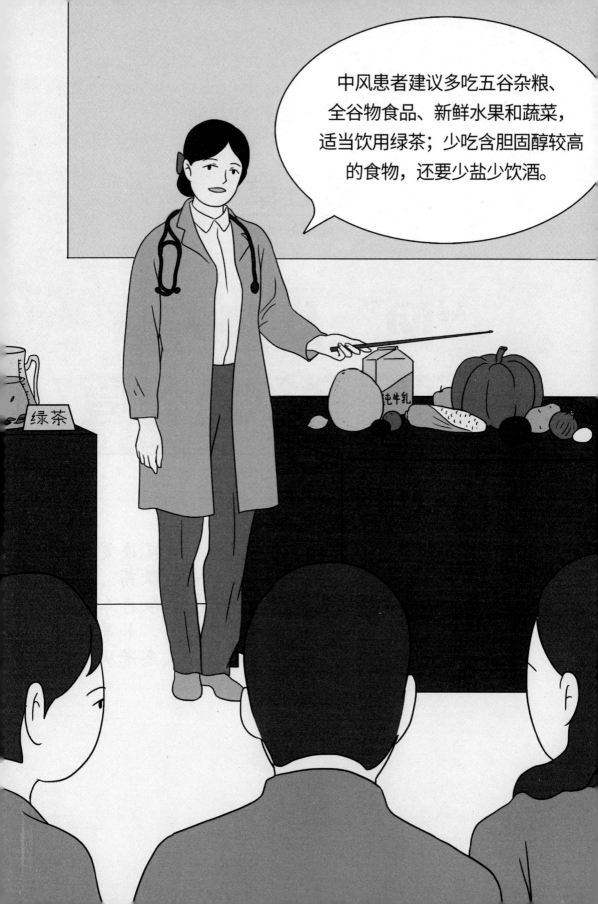

中风患者的饮食调理

中风患者除了需要用药物治疗外，还可以合理调配日常饮食，这对康复也具有重要作用。

中风患者的病情如果已经趋于稳定，但还有一些不同程度的意识障碍、吞咽困难时可以采用鼻饲饮食的方法，将易消化的流汁状食物，如浓米汤、豆浆、牛奶、新鲜蔬菜汁、果汁等分次灌入，或5~6次灌入混合奶1000~2000毫升，灌入食物不宜过热，也不宜过冷，以37~39℃最佳。混合奶配制所需的原料为鲜牛奶600毫升，浓米汤350毫升，鸡蛋2个，白糖50克，香油10克，以及食盐3克。

配制的方法分三步：首先，把洗干净的鸡蛋磕开，放入干净的容器内，加入白糖、食盐、香油，用筷子搅匀；其次，将鲜牛奶600毫升和米汤350毫升混合煮沸；最后，将制成的鸡蛋混合液倒入煮沸的牛奶米汤中，边倒边用筷子搅拌，拌成1000毫升的混合奶。这些混合奶中含蛋白质40克、脂肪40克、糖类120克、热量4184千焦耳。患者如果还有并发糖尿病，不要加白糖。

如果患者的头脑很清醒，但在进食的时候偶尔会发生呛咳，那么，就应该给患者糊状的饮食，如蒸蛋羹、肉末菜末稠粥、肉末菜末烂面条、牛奶冲藕粉、水果泥，或将饭菜用捣碎机捣烂后给患者食用。

康复期如果没有吞咽困难的问题，就应该以清淡、少油、易消化的食物为主。

生活中应该限制患者食用动物脂肪，如猪油、牛油、奶油等，以及含胆固醇较高的食物，如蛋黄、鱼籽、动物内脏、肥肉等，因为这些食物中富含饱和脂肪酸，可以使血液中胆固醇浓度明显升高，加速动脉硬化。平时可以吃一些植物油，如豆油、茶油、芝麻油、花生油等，因为这些油中所含的不饱和脂肪酸可以有效促进胆固醇排泄及转化为胆汁酸，从而能够有效降低血中胆固醇含量，达到推迟和减轻动脉硬化的目的。

在中风患者的饮食中还应该加入适当的蛋白质，常吃一些蛋清、瘦肉、鱼类和各种豆类及豆制品，以供给身体所需要的氨基酸。每日可以饮牛奶及酸牛奶各一杯，牛奶中富含牛奶因子和乳清酸，能有效抑制体内胆固醇的合成，降低胆固醇的含量。

中风患者平时还要多吃一些新鲜蔬菜和水果，特别是一些含维生素C、钾和镁等多的水果。维生素C可降低胆固醇，增强血管的致密性，防止出血，钾和镁对血管具有保护作用。

中风患者可多吃些含碘丰富的食物，如海带、紫菜、虾米等。碘可减少胆固醇在动脉壁沉积，防止动脉硬化的发生。每日食盐控制在5克以下，因为食盐中含有大量钠离子，人体摄入钠离子过多，可增加血容量和心脏负担，并能增加血液黏稠度，从而使血压升高，对中风患者不利。

中风患者不要吃那些导致神经系统兴奋的食物，如酒、浓茶、咖啡及刺激性强的调味品。

健康小贴士

一般来说，家中如果有中风患者，也可以将黑木耳6克用水泡发，加入菜肴或蒸食，可降血脂、抗血栓和抗血小板聚集。或者用芹菜根5个、红枣10个，水煎服，食枣饮汤，可起到降低血液中胆固醇的作用。

均衡营养，防止中风

高血压、动脉粥样硬化、糖尿病等疾病因素是引起中风的重要原因，因此，与上述疾病有关的饮食营养因素也与中风有着密切的关系。

有关调查显示，脂肪摄入量过多，占总热能40%的地区，脑缺血、脑梗死的发病率就高，而低脂肪、低蛋白质、高盐饮食的地区，脑出血的发病率高。有关研究表明，血清胆固醇过高的人群，容易发生粥样硬化性血栓，而高血压的同时还伴有胆固醇过低的人，可使动脉壁变得脆弱，脆性增加，容易发生脑出血。

营养失调的概念不仅是指主要营养素数量之间的比例失调，而且更重要的是，在一定程度上质量比数量的影响更重要。脂肪中的多不饱和脂肪酸能降低血胆固醇，但过多则促使脂质过氧化，破坏细胞膜，饱和脂肪酸能升高血胆固醇，两者的比值以1∶2为宜。

蛋白质中的优质蛋白，也就是含硫氨基酸成分高的动物蛋白。如果鱼类、家禽、瘦肉等和大豆蛋白低于总蛋白的50%以下，就容易发生高血压、中风。若饮食为高钠、低钙、低钾，也易患高血压和中风。

第五章 | "风"从口入,中风患者饮食有道

健康小贴士

中风患者都存在不同程度的脑功能障碍,病程中可伴有感染、消化道出血、肾功能障碍等,轻症患者进食会减少,重者就会禁食,饮食的营养摄入明显低于身体的需要量。因此,中风患者在原有营养失调的基础上,可能会因为摄入减少而导致病情加重,从而导致更为严重的营养不足。如果没有足够的热能以及必需的氨基酸、磷脂和维生素等,必然会影响中风的康复。

中风者"挑食"才长寿

对于健康的人来说，挑食是有害健康的，对于中风患者来说，就不能想吃什么就吃什么了。中风患者必须要注意饮食的调整，适当地"挑拣"食物可帮助中风患者更快恢复，还可以预防中风疾病的复发。

中风患者平时应该多吃蔬菜水果，因为蔬菜和水果含有大量的维生素C。维生素C可调节胆固醇代谢，延缓动脉硬化的发展，同时还可以增加血管壁的致密性。

中风患者要少吃动物脂肪，因为动物脂肪如猪油、奶油、肥肉、动物内脏、蛋黄等含胆固醇较高，可导致血脂升高，诱发中风的发生。

如果饮食中缺乏蛋白质，也会发生血管硬化，中风患者喝牛奶最好喝去脂牛奶，保证了蛋白质的同时又避免了过多的脂肪摄入。海产品中海带、海鱼等含有丰富的碘、硒、钙和不饱和脂肪酸（对人体有益的脂肪酸），有益健康。

中风患者还要少吃盐、少饮酒，因为饮食过咸，会使血压升高，而高血压是中风发作最重要的危险因素。酒类尤其是烈性酒，不仅会促进动脉硬化，而且可诱发中风。

第五章｜"风"从口入，中风患者饮食有道

健康小贴士

　　中风患者最适合吃五谷杂粮及粗制米面，因为相对于精米白面，杂粮和粗米面中含有更加丰富的无机盐和维生素。中风患者可以尝试多吃黑米、黑芝麻和紫菜。黑米可舒筋活血，黑芝麻能补肝肾、降血脂，紫菜则可以降低胆固醇、软化血管。经常吃这三种食物可以帮助中风患者更快恢复。

中风的"饮茶"养生法

绿茶和红茶都具有良好的防中风效果。绿茶之所以有能够抵抗中风的功效，可能是来自它本身所含有的大量抗氧化剂，可以保护血管的缘故。一项研究发现，绿茶抗氧化的效力甚至比维生素E和维生素C的效果更好。

中风患者平时应该多喝茶，尤其是绿茶，可有效预防中风疾病的发生。日本曾对很多妇女做过一项调查，发现常喝绿茶的妇女比那些较少喝绿茶的妇女会降低一半中风的概率。

红茶的品性温和，味道醇厚，除了含有多种水溶性的维生素外，还富含微量的元素钾，冲泡后70%的钾可溶于茶水内。钾具有增强心脏血液循环的作用，并能有效减少钙在体内的消耗。

冬季中老年人多喝一些红茶不但可以起到暖胃的功效，还能降低中风和心脏病的发病率，提高冠心病患者的血管功能，还能促进冠状动脉硬化症患者的康复。

研究发现，每天喝红茶的人明显比不喝茶的人中风的发病率低。这是由于红茶中含有一种叫作类黄酮的化合物，它的作用类似于抗氧化剂，可以有效防止胆固醇在人体内起氧化作用，从而防止中风和心脏病的发生。

喝红茶时茶叶的用量尽量控制在3～5克为最佳，注意一定要用热水泡茶，最好现喝现泡，因为一旦放置时间长了，茶叶的营养和口感都会大打折扣。

健康小贴士

如何选择绿茶？可以选择现采的绿茶叶，以二叶一芯为最佳，闻起来的香味很浓郁，颜色鲜绿有光泽，感觉拿起来有分量且干燥。由于绿茶容易吸收空气中的湿气以及周遭的各种味道，所以接触空气的时间越久，香味越弱，维生素C会大量减少，对健康的助益也会大打折扣。

多食土豆防中风

土豆中含有的膳食纤维可以起到润肠通便的作用，如果是便秘者，在用力憋气解便时，就会使血压突然升高，这也是引发中风的一个重要诱因，所以，平时常吃土豆对于预防中风有着一定的作用。

土豆中富含钾元素，而钾在人体中主要分布在细胞内，维持着细胞内渗透压的作用，还参与能量代谢过程，维持着神经肌肉正常的兴奋性，调节心脑血管的正常舒缩功能，具有抗动脉硬化、防止心脑血管疾病的功效。

健康小贴士

土豆虽然对预防中风非常有益，但在吃土豆时应注意，发芽的土豆不能吃。很多中老年人喜欢过节俭的生活，认为土豆发一点芽没关系，其实发芽部分含有大量毒素，在食用时最好挖去，并削去芽附近的皮层，再用水浸泡一段时间，煮食时间也需长一些，以破坏其中的毒素——龙葵碱。另外，如果有脾胃虚寒症状，也不宜多吃土豆。

常吃四种水果防中风

气温一下降就会使人体的血管收缩，因此，人们在天冷时的血压普遍要比夏天高。天气寒冷是中风的高发期。而柚子、橘子、橙子、柠檬这四种水果可有助于降低血压，预防中风。

● **柚子**：柚子富含丰富的营养，还富含糖类、有机酸、维生素A、维生素B_1、维生素B_2、维生素C、烟酸和钙、磷、镁等营养元素。柚子中含有生物活性物质柚皮甙以及类胰岛素，柚子果肉中的维生素C非常丰富，具有降血脂、降低血液黏稠度、减少血栓形成、预防脑血管疾病等功效。

● **橘子**：橘子中含有丰富的蛋白质、钙、磷、维生素C、维生素B_1、维生素B_2等元素。橘子具有减少胆固醇的吸收、降血脂、抗动脉粥样硬化等功效。

● **橙子**：橙子中维生素C的含量很高，能够起到软化血管、降血脂的作用。此外，橙子中的果胶还能帮助身体尽快地排泄脂类及胆固醇等废物。有关研究显示，每天喝3杯以上橙汁的人可以增加体内高密度脂蛋白的含量，从而降低心脏病的发病率。橙汁中还含有类黄酮和柠檬素，可以升高高密度脂蛋白，并运送低密度脂蛋白到体外。

橙子中富含的维生素C、烟酸，能增强机体抵抗力，增加毛细血管的弹性，降低血中胆固醇的含量。患有高脂血症、高血压、动脉粥样硬化者经常吃橙子对身体有益。

● **柠檬**：柠檬中富含维生素C和烟酸，能够有效增强人体血管的弹性和韧性，还可以预防高血压和缓解心肌梗死等症状。有关研究还发现，青柠檬中含有一种近似胰岛素的成分，可以帮助降低血糖。

健康小贴士

柚子、橘子、橙子、柠檬虽然对中风有益，但有脾胃不调或脾胃寒凉的中老年人最好还是少吃。因为柚子、橘子、橙子、柠檬都是寒凉水果，常吃可能会引起中老年人的肠胃疾病。

蔬菜烹调不当易导致中风

《中国居民膳食指南》中指出，成年人每天应吃蔬菜300～500克，而事实上很多人都是吃够了数量却吃不够营养。

在新鲜蔬菜中含有65%～95%的水分，同时还含纤维素、果胶、淀粉等成分，这些都是胡萝卜素、维生素B、维生素C、叶酸、钙、磷、钾、铁等的良好来源。所以说，多吃蔬菜可以保持肠道的正常代谢，能提高免疫力，降低患肥胖症、糖尿病、高血压等慢性疾病的风险。但是，如果蔬菜烹调不当会导致叶酸、维生素等流失，直接后果可能就是导致中风。

那么，平时人们都会有哪些烹调的误区呢？

很多人因为工作忙，没时间买菜，在买菜的时候就一次采购足够一周食用的蔬菜。其实，蔬菜放置时间长了，营养就会流失，绝大多数维生素特别是维生素C，遇到空气很容易氧化分解而损失。许多B族维生素和脂溶性维生素对光非常敏感，受日光直射久了也会发生损失。

很多人在日常生活中对于剩菜舍不得扔掉，反复加热后接着吃。反复加热后，蔬菜中的维生素就会大量流失，失去了营养价值。

很多人喜欢平时切菜的时候先切后洗，用水浸泡切过的蔬菜，或切好后放置很长时间再炒。殊不知，蔬菜经水浸泡后，所含的水溶性维生素就会很容易流失。

很多老年人为了方便咀嚼，长时间地炖煮蔬菜，将蔬菜做得熟烂。其实，蔬菜炖煮时间过长后，蔬菜中的维生素就会遭到高温破坏。

如果长时间错误烹调蔬菜，很可能会影响人体对维生素等营养素的吸收。久而久之，营养素吸收不足就会对身体的健康造成威胁。

很多人认为高血压、高血脂、喝酒、吸烟是引起冠心病、中风等疾病的主要因素，但临床上也有很多脑出血、脑栓塞患者的血压、血脂的指标都很正常，也没有吸烟、喝酒等不良嗜好，唯独血浆中的同型半胱氨酸增高。可见，同型半胱氨酸是动脉粥样硬化的独立致病因子，而动脉粥样硬化也是引起中风的重要因素。

同型半胱氨酸之所以增高，一方面是遗传因素，另一方面就是饮食因素。饮食当中的B族维生素、叶酸等一旦缺乏，就会导致血浆中同型半胱氨酸升高，最后引起脑出血、冠心病等，还可引起糖尿病患者发生并发症等。

健康小贴士

日常生活中除了科学合理地食用蔬菜外，还要做到食物多样、饮食结构合理。以上所说的几个误区可以改正，但对牙口不好的老年人来说，既要能咬得动，又要能最大限度地保存营养的吃蔬菜方法就是在刀工上多下功夫，尽可能地将蔬菜切碎，尽量减少烹调加热的时间，营养就会保持更多。

全谷物饮食可以预防中风

有关研究发现, 每天吃一片全营养面包会对身体有很大的好处。实验证明, 大量摄入全谷物食品可以将中风的危险性降低达40%以上。每天用一份全谷物食品取代精制谷类食品就会降低患缺血性脑中风的风险。

研究人员将中风发病的病例与所研究对象的饮食习惯进行了精确的比较, 重点放在精制谷类食品 (如蛋卷、蛋糕、精白面包、英式松饼、薄煎饼、饼干等) 和全谷物食品 (包括烧煮燕麦粥、糙米、小麦胚、爆米花以及全谷物早餐) 上。

经研究发现, 在每天摄入最大量全谷物食品达到2.7份的妇女中, 缺血性脑中风的发生率比那些平均每天1/8份的妇女要低43%。可见, 在这两组被调查的对象之间, 摄入全谷物食品和降低缺血性脑中风发生风险之间存在着直接的关系。

有关研究人员经过研究认为, 全谷物食品比精制谷类食品更加有益于健康可能有这样几点原因: 全谷物食品富含丰富的抗氧化剂、矿物质和纤维, 而所有这些成分都会在精加工的过程中被除去; 全谷物食品中含有叶酸、镁、维生素E和钾, 而这些都与减少动脉硬化有一定的关系。

健康小贴士

　　全谷物食品除了具有预防中风的好处之外，美国食品和药品管理局批准的一项健康计划中说，富含全谷物食品、含少量总脂肪和胆固醇的饮食还可以降低心脏病和某些癌症的发病率。

中风恢复期的生活饮食

中风患者除了通过药物治疗、功能锻炼、心理治疗进行恢复以外，更需要从饮食上给予合理的调养，让中风患者从饮食开始走向身体的康复。

首先要学会正确进食，避免危险发生。吞咽困难是中风患者常见的问题，可能会造成患者营养不良、脱水、窒息和吸入性肺炎，严重时还会危及生命。为了避免上述这些情况的出现，患者亲属可采取下面的方法让患者进食。

让患者进食的时候坐成90°，进食后保持同样体位至少30分钟以上；采取少量多次的饮食原则；避免用吸管饮水，以防吸入的液体直接进入咽部，造成窒息；还要给患者一个安静的生活环境和充足的进食时间，避免在吃东西时分散患者的注意力。

此外，也可用鼻饲进食特殊调制的食物。家属还要注意观察中风患者的吞咽活动，注意是否有过多流涎、掉食、食物在口腔前部存留过久、吞咽不完全、咽后咳嗽等情况的发生，必要时要请专科医生进行检查。

当患者病情稳定以后，并且没有吞咽困难的情况下，家属就可以让患者开始从流食、半流食、软食开始，逐渐转为普通饮食了。

根据每个中风患者的体重、活动量和各项血液化验结果，可以为中风患者做一些合理的饮食搭配。一般情况下，中风患者的健康饮食应该包括早餐、中餐、晚餐，其中早餐应有鲜果或者原汁果汁，搭配粗粮，或用去脂牛奶搭配粗粮最为合适。午餐应以主食为主，进食适量的米饭、面条或馒头，但要控制摄入量，不可过饱，要增加青菜进食量，少吃炖菜、肉类，以免摄入过多的油脂与盐。晚餐可以选择容易消化的食物，如粥、面条等，可少量搭配鱼或瘦肉。

健康小贴士

　　中风患者每日在正餐之间，可进食一些水果，不过一天之内吃的水果最好在5种之内，且不要同时进食，也可以食用一些核桃仁、低脂酸奶等没有过油、未加盐和糖的食品。

八种食物能通血管防中风

八种食物能通血管防中风，这八种食物就是玉米、西红柿、苹果、海带、茶叶、大蒜、洋葱、茄子。

● **玉米**：玉米中富含丰富的脂肪，而脂肪中的不饱和脂肪酸，特别是亚油酸的含量高达60%以上。有助于人体脂肪和胆固醇的正常代谢，可以减少胆固醇在血管中的沉积，从而软化动脉血管。

● **西红柿**：西红柿中各种维生素含量比苹果、梨高出24倍，而且还富含维生素芦丁，可以有效提高机体的抗氧化能力，消除自由基等体内垃圾，保护血管弹性，有预防血栓形成的作用。

● **苹果**：苹果中富含多糖果酸及类黄酮、钾及维生素E和维生素C等营养成分，可以使积蓄在体内的脂肪有效分解，对推迟和预防动脉粥样硬化具有明显的作用。

● **海带**：海带中含有丰富的岩藻多糖、昆布素等，这类物质都有类似肝素的活性，既能防止血栓又能降低胆固醇、脂蛋白，抑制动脉粥样硬化的形成。

● **茶叶**：茶叶中含有茶多酚，能提高机体抗氧化的能力，降低血脂，缓解血液高凝的状态，增强红细胞的弹性，延缓动脉粥样硬化。生活中经常饮茶，就可以软化动脉血管。

● **大蒜**：大蒜中含有挥发性的辣素，可以消除积存在血管中的脂肪，有明显的降脂作用，是主治高脂血症和动脉硬化的良药。

● **洋葱**：洋葱中含有一种能使血管扩张的前列腺素A，它能舒张血管，降低血液的黏稠度，减少血管的压力。同时，洋葱还含有二烯丙基二硫化物和含硫氨基酸，可以增强纤维蛋白溶解的活性，具有降血脂，抗动脉硬化的功效。

● **茄子**：茄子具有保护心血管、降血压的功效，茄子中含有丰富的烟酸，是一种黄酮类化合物，具有软化血管的作用，还可增强血管的弹性，降低毛细血管通透性，防止毛细血管破裂，对防止小血管出血有一定作用。

健康小贴士

科学饮食与健康生活息息相关，现代人更讲求营养饮食、科学饮食。特别是对于中风患者来说，饮食更是不容忽视的大问题。所以，中风患者要了解各种食物的功能，结合自身的疾病情况，合理调配，才能将疾病控制在一定的范围内。

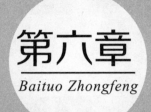

第六章

Baituo Zhongfeng

中风患者的
急救与护理

　　如果家人得了中风，生活不能够自理，必然需要亲人来照顾。如果中风的人能够得到悉心照料，多数人可在一年内恢复，半数人可以达到生活自理。另外，中风患者即使得到了及时救治和悉心照料，往往也会留下肢体、语言、认知功能的障碍。要想帮助中风患者得到恢复，选择正确的康复治疗手段也很关键。

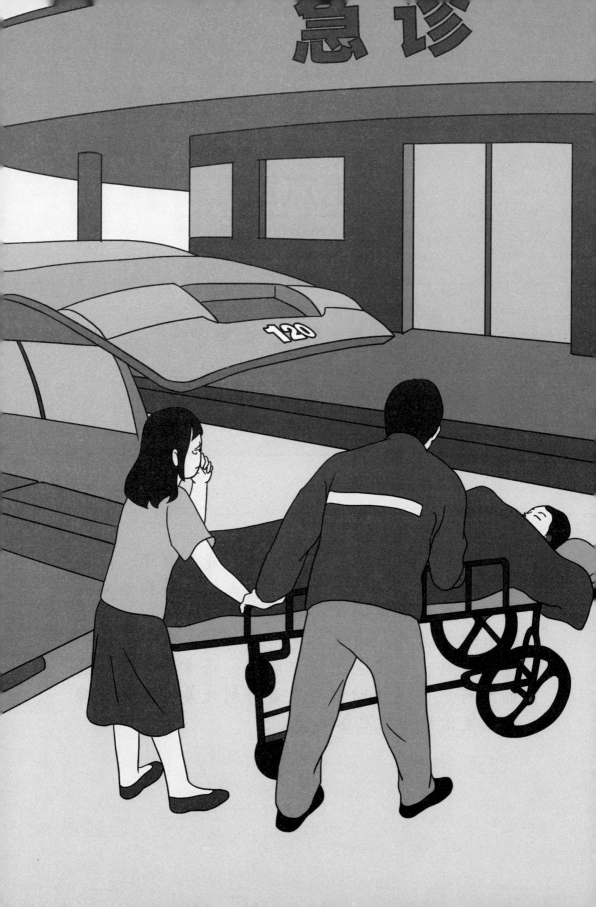

中风来了怎么办

中风是什么引起的？在一系列引起中风的因素中，除了无法干预的如年龄、基因、遗传等因素外，还有高血压、低血压、心脏病、心律失常、眼底动脉硬化、糖尿病、高脂血症、吸烟、饮酒、肥胖等因素。而这些致病因素中，在冬季和春季表现最明显。逢年过节的时候，应酬多、聚会多、饭局多，很容易导致体内的血脂增高和血液黏稠度增高，中风的风险也会相应增加。所以，为了预防家人发生脑中风，平时学习一些急救的方法是非常必要的。

先学会看清中风的预兆

简单地说，中风就是突发性的脑神经功能障碍。具体包括：肢体乏力、肢体麻木、视物不清、言语不明、站立或步行不稳、意识不清、眩晕及短暂的意识不清或嗜睡等症状。所以，如果一个人前一分钟还好好的，突然间就出现了上述一些症状；或是前一天还很正常，早晨起来就发生了上述的一些症状，很可能就是中风的前奏。如果出现了难以忍受的头痛，并且头痛由间断性疼痛变为持续性疼痛，或伴有恶心呕吐等现象，这是由于动脉内压力突然升高，使血管壁痛觉感受器受刺激所导致的。这很可能是脑出血的信号，应特别注意。

尽快送患者去附近医院进行治疗

一旦注意到家人有中风发作的迹象时，一定要赶快送到有神经内科和脑外科的医院进行急救，并要将病情准确地告诉医生。具体要点为：患者发作的具体时间，是否呕吐，症状是否逐渐恶化，大脑意识情况如何，头痛的程度，是否有手脚麻痹、语言障碍的症状，是否在服用降压药，有没有受伤，等等。特别要注意的是，中风一旦发作，急性期常会有恶化的现象，也常会合并心肌梗死和肺炎等严重并发症。因此，就算家中的中风患者症状非常轻微，也一定要尽快去就医。

如果已经叫了医生或者救护车正在途中，家人要注意让患者保持安静，完全躺倒，不要随便为患者翻身，以免刺激大脑内损伤继续增加。

学会正确搬运患者的方法

掌握正确搬运患者的方法。不要急于从地上把中风患者扶起，最好是两三个人同时把患者平托到床上，头部略抬高，以避免震动。

同时把患者的衣领和腰带松开，以减少身体的束缚所造成的血压变化以及中风恶化。如果患者有呕吐的现象，务必让患者侧躺，以避免呕吐物误入呼吸道，造成呼吸阻塞或是吸入性肺炎。侧躺的时候记得让瘫痪侧在上方。如果患者抽搐发作，可用筷子或小木条裹上纱布垫在上下牙间，以防咬破舌头；若患者出现气急、咽喉部痰鸣等症状时，可用塑料管或橡皮管插入患者咽喉部，从另一端用口吸出痰液。切记处理中风患者的时候，应垫高枕头，不要摇晃、捻头部和使头部震动等。

在患者意识不清的时候要特别注意患者的呼吸

患者已经意识不清时，要特别注意其呼吸是否顺畅。如果患者要很费力地呼吸或是呼吸时会发出明显的声音，可以用枕头或折叠的毛巾垫在脖子和肩膀之下，让患者的头向后倾，同时下巴向上挺起。这样可以减少意识不清时舌头和咽部肌肉松弛造成的呼吸道阻塞，让呼吸更顺畅。如果有活动式假牙，要记得取出，避免掉入咽喉，阻塞呼吸道。

平时要注意居家附近的可诊治医院

如果家里居住在小城镇或较偏远的地方，平时就要注意查访一下居家附近哪些医院有诊治中风的条件，即设有神经内科和神经外科，并记下这些医院的地址及电话，放在方便查阅的地方，以保证患者发病时能以最快的速度送往医院，避免耽误治疗时机。

健康小贴士

当中风发作时，如果是非专业医护人员，最好不要轻易搬动病患。因为导致中风的原因可能是"缺血"，也可能是"出血"，普通的非专业医护人员根本无法在短时间内判断。如果是出血性脑中风，搬动病患很有可能导致脑内大出血，反而加重病情。此时最好的方法是解开患者衣扣，让其侧躺；拨打急救电话120；陪在病患旁边。

对中风患者的护理技巧

中风后的护理在中风患者的康复中起着重要的作用。对中风患者的护理重点应注意以下几项：

● **对昏迷患者的护理**：患者体位采取侧卧位，头转向一侧，以利于口腔中的分泌物流出口外，切忌仰卧。松开患者的衣领和内衣，保持呼吸道通畅。每天用生理盐水或硼酸水清洗口腔2～3次。有大小便失禁的患者，应在臀部垫上棉垫、尿布或吸水性好的卫生纸或尿不湿。如果大便几天不通，应该用一些开塞露或服缓泻剂。每天要为患者清洗会阴部两次，尤其是大便后及时清洗以防感染。每2小时为患者翻身1次，以防褥疮。患者如果昏迷2～3天后不能进食进水时，应在医护人员的帮助下插胃管，依靠鼻饲饮食来维持患者的营养和水分。昏迷时间长且在病情允许的情况下，根据患者的病情给患者洗脚、洗头和擦澡。

● **褥疮的预防及护理**：严重的中风患者都有不同程度的神志障碍与肢体瘫痪。如果卧床时间一长，受压的皮肤就会发生血液循环障碍导致皮肤瘀血，稍不留神就容易擦伤皮肤形成褥疮，进一步感染则越烂越深，甚至引起败血症，加重病情，危及生命。

● **要帮助患者勤翻身**：一般来说，应每隔2小时翻身1次。可交替采用仰卧位、侧卧位和半俯卧位。翻身时动作要轻，切忌拖、拉、推等动作，以免擦伤皮肤。保持患者的皮肤清洁干燥。床铺要清洁、平整、干燥、柔软。衣被要经常换洗，床单上不要垫不吸水、不透气的塑料布。

● **对中风患者进行预防性按摩**：对褥疮好发的骨突部位要定时按摩，促进血液循环，改善组织营养。按摩时手掌紧贴皮肤，压力由轻到重，再由重到轻，做环形按摩。

此外还应注意患者的营养，应多吃一些含高蛋白和复合维生素的食物，并补充足够的水分以增加皮肤的抵抗力。

● **中风后的偏瘫步行锻炼**：步行锻炼要遵循循序渐进的原则，先做平衡训练：开始扶患者在床上坐，双腿下垂，再下地坐椅子，每次坚持30分钟；然后练习站立平衡，身体左右转动，左右侧弯和前后侧斜。迈步的练习：每天扶墙行走3次，每次10分钟左右。上下台阶的练习：等患者走平路平稳后，开始做上下台阶练习。在步行锻炼的同时，让患者进行瘫痪上肢锻炼，顺序是：先活动手指，然后再拿生活用品，再让患者用健身球，锻炼手指的灵活性。

● **语言康复的训练**：家人要耐心、细心观察患者的表情，准确判断患者的需求，及时满足患者的要求；同时积极训练患者用喉部发"啊"声，或用咳嗽声诱导发音，或让患者对着镜子练习发音，由易到难，由短到长，以恢复语言能力。

健康小贴士

中风患者大多会留下轻、中、重度偏瘫，给独立生活带来困难，有的患者会因此失去生活信心或完全依赖家属的照顾。所以，必须鼓励患者进行日常生活的动作训练，如拿筷子、穿脱衣服、洗澡、大小便自理等。在日常生活自理锻炼时，家人应给予耐心协助和指导。只有在患者恢复自理生活能力时，家人才会真正轻松。

中风护理应做好"五防"

对中风患者的护理一定要采取科学的方法，在具体操作过程中，可以做好以下五方面。

防肢体畸形

在中风发病后的早期，约90%的患者会有偏瘫侧的肢体失去张力，呈软瘫状态，但随着时间的推移，肢体的张力就会逐渐增强，最后造成手的畸形和足下垂，也就是所谓的"硬瘫"。硬瘫一旦形成，将会影响以后的功能恢复。因此，对于中风患者的护理，要注意让患者肢体保持功能位置，帮助中风患者经常做手指、腕及肘关节和肩关节的运动。脚部要用枕头、托板使其保持正常的位置，并经常做足、踝、膝和髋关节的被动运动。

防血栓形成

患者中风瘫痪后，肌肉就会变松弛，静脉血回流速度也会减慢，患者血液黏稠度比较高，因此，静脉血栓的发生率比较高。预防的方法就是要为中风患者定期翻身，抬高患者的下肢，定期进行被动运动，并进行局部的按摩。如果患者突然出现肢体肿胀、疼痛及温度发生改变等情况，要警惕继发肢体动脉的栓塞。因为脑栓塞的瘫侧感觉减退，患者可能没有疼痛的感觉，这就要求护理者注意观察中风患者的肢体颜色、温度及脉搏，一旦发现异常就要及时就医。

防关节脱位

中风发病的早期，因肢体软瘫，张力消失，病变侧的肩关节囊及周围肌肉就会变得松弛无力，受重力的牵拉影响下容易造成肩关节的脱位。因此，在为中风患者进行肩关节的被动锻炼时，应注意使患者的肩关节保持在功能范围，千万不要强拉硬拽，做超出正常关节活动范围的运动。

防烫伤

偏瘫后的患者多有同侧感觉丧失的症状，因为神经营养及血液循环差的关系，肢体麻木，对热水袋、热水、热饭等热物不敏感，往往造成烫伤。患者家属切不可大意。

防便秘

由于患者瘫痪在床，活动就会减少很多，消化和吸收机能也会减弱，容易形成顽固性的便秘。患者一旦排便不畅，粪便积蓄在肠道时，就会导致有害物质被肠道吸收，毒害中枢神经系统，这对中风患者非常不利。因此，患者家属应从预防便秘角度出发，注意让中风患者平时多饮水，选用一些营养丰富并含较多膳食纤维的食物，每天对患者腹部进行适当的按摩，促进肠道蠕动。

健康小贴士

做好中风的"五防"有利于缓解患者的中风后遗症，是让患者恢复健康的重要举措，作为患者家属应该早学习、早知道、早行动，争取让中风患者早日康复。

中风患者日常生活自理要点

正确的坐姿和睡姿可以防止中风患者的肌肉组织紧缩，减少水肿的现象，并有助于患者活动能力的恢复。一般来说，中风患者应该学会以下一些自理要点。

睡姿的选择

中风患者睡觉时应注意，床褥不可太软；患者因血液流通以及肢体疼痛等因素，会觉得睡在床铺上很不舒服，此时需要用3~4个软枕头垫在中风病患患侧，诸如头部、手臂等处，以保证舒适的睡姿。

夜间应让患者侧卧在中风的一边。它的好处是可使患者更注意患侧的肢体及增加触感。如果患者不喜欢侧睡，也可以采用垫枕头法，来增加患者睡眠的舒适感。一般来说，要承托头部，一个枕头已经足够；背部可垫一个枕头，身体好的一侧微倾向后；患侧的肩膀应向前伸展，手肘伸直，双手间可放置一个枕头；患侧的髋部要伸直，膝部微曲；健侧腿可放置在舒适的位置，双脚间可放置小枕头。

仰卧

头和躯干呈一条直线，将枕头垫在头和肩膀下；患侧肩部要高于健侧的一边，手掌向下。

理想的坐姿

双足能平放在地面，膝及髋部成直角；座椅不可太软，要有足够硬度以承托体重；要有扶手用以承托上臂，如无扶手则可用枕头代替。

由卧床到坐起的步骤

由平卧转至侧卧在患侧的一边；健侧手放在身前按着床边；双足垂下床边；抬高头，健侧手用力撑起身体，坐在床边。

由坐起到卧床的步骤

如欲侧卧在患侧的一边，先将手放在大腿上；将健侧手横过身体按在床上，缓慢地放下身体；当上身卧下时，屈膝及提起双脚上床。

健康小贴士

中风患者即便瘫痪，待瘫痪好转时，也应逐步锻炼其日常生活技能，医护人员和家属要共同给予正确指导和热情帮助，鼓励患者凡是个人力所能及的生活自理方面的事情，尽可能自己完成，如坐、躺、站、行走、脱穿衣服、洗脸、吃饭等。即使自己做得不好，也不要气馁，慢慢锻炼和适应，这样会给自己和家人更多的自由空间。

如何护理瘫痪的肢体

瘫痪主要是指中风患者主动随意运动的无力或不能。中风引起的瘫痪，大多是偏瘫或单侧肢体瘫痪以及两次中风发作累及双侧肢体的瘫痪。患者常伴有语言障碍，或某种程度的智力下降。对瘫痪的中风患者须加强护理，主要应做好以下几点。

做好心理的护理

重视向患者做思想工作。因瘫痪给患者带来沉重的思想负担，须鼓励患者树立革命的乐观主义精神，努力克服困难，积极锻炼，要有战胜疾病的信心，与医护人员和家庭成员配合，尽早进行瘫痪肢体功能的锻炼，防止关节畸形和肌肉萎缩。

保持肢体功能的位置

瘫痪肢体的手指关节应时常伸展、稍屈曲，手中可放一卷海绵；肘关节微屈，上肢肩关节稍外展，避免关节内收，伸髋、伸膝关节；为了防止足下垂，应使踝关节稍微背屈；为防止下脚外旋，在脚的外侧部可放沙袋或其他自制支撑物。

活动瘫痪的肢体

为防肢体挛缩、畸形，应活动瘫痪的肢体，活动包括肢体按摩、被动活动及坐起、站立、步行锻炼。

预防并发症

因瘫痪肢体的运动和感觉障碍，局部血管神经营养差，若压迫时间较长，容易发生压迫性溃疡——褥疮。故应注意变换体位，通常每2小时翻身1次，对被压红的部位应轻轻按摩，也可用红花或酒精按摩，以改善局部血液循环。床铺要干燥平整，并保持好个人卫生，可以擦浴，但应注意保暖，防止受凉。应用热水袋或洗浴时水温要适当，防止皮肤烫伤。

保证足够的水分和营养

要有足够饮水量，尤其夏天补充水分要充足，选择富含纤维素、维生素的蔬菜和水果，保证足够营养。养成定时排便习惯，防止大便秘结。晨起可先喝1杯温开水，促使肠蠕动增加而刺激直肠的排便反射。为了促进排便，还可按摩腹部，由右下腹向右上腹，转向左上腹，再转向左下腹。反复按摩5～10次，促进结肠上端的内容物往下蠕动，以助排便。遇有便秘时，可用甘油栓或中药。如用番泻叶冲水饮用，仍然不能解决排便时，应予灌肠。有尿潴留或尿失禁而又须保持会阴部清洁时，应放置导尿管，须严格执行灭菌术，预防泌尿系统感染。

健康小贴士

　　如果患者运动量不足，家人还需要通过为患者进行按摩、热敷等方式，对瘫痪肢体进行刺激，以保证瘫痪部位肌肉得到一定刺激，避免萎缩。在对瘫痪部位肌肉进行按摩时，可以不必遵从特殊的按摩手法，只要力度合适，能适量加快此区域血液循环即可。

中风患者的家居改造

中风是以大脑或神经系统的某些部位损害为代价的，患了中风，即使症状轻微，也可能会影响行动。为了让中风患者生活得更方便，甚至需要重新摆放家具的位置，或重新装修。

除去门槛

如果中风情况比较严重，行动非常不便，那么，除去所有房间的门槛也是必要的。中风患者腿脚不像病前能抬那么高，而且极容易被东西绊倒。门槛的高度很可能就成了中风患者行走的障碍，如中风患者知觉神经不敏感，还可能摔跤，导致更严重的病痛、伤痛。

更换推拉门

可以将中风患者经常通过的门换成推拉门，以免行动不便的中风患者突然扑空、摔倒。另外，推拉门还要调整轨道，保证门的轻快易拉，不用费多大力气就能将门推开。

卫生间加扶手

如果中风患者有瘫痪的倾向，或者坐轮椅，就要保证厕所里有坚固的扶手，为患者提供支撑，方便患者从轮椅挪至马桶上，或从马桶挪至轮椅上。

为患者准备拐杖

如果患者行动不便，可以为患者准备一个拐杖。这既能给患者一定的空间，又能增强患者的自我锻炼。目前市场上有单点拐、三点拐、四点拐等多种类型，可根据中风情况及患者的自我喜好来选择。

需要提醒的是，拐杖的长度一定要合适，其长度应以垂直放置，到大腿根部为宜，这样的高度正好与手臂长度相符，方便患者活动。过高或过低都可能导致患者的身体倾斜，不利于稳定行走。

另外，在患者外出或进行户外活动时，家人一定要陪在身边，而且最好站在患者的患病侧。因为患侧身体的控制力不强，很容易向患侧摔倒。

上、下楼要注意

患者在上、下楼梯时，要注意上楼时健侧先上，下楼时患侧先下，这样可以保证由健侧来支撑重量，保持身体平衡，防止摔倒。

健康小贴士

尽量让中风患者自己进餐。通过使用筷子的方式来锻炼大脑和不太灵活的肢体是一种非常好的方式，中风患者在进餐过程中，可能会因为肢体抖动而无法稳稳地拿筷子，但尽管如此，只要中风患者能够握住筷子，就应让其自己进餐。另外，家属对待中风患者应像对待刚刚学会使用筷子的孩子一样，给予足够的包容和鼓励。

消除心理障碍

中风偏瘫患者大多有心理障碍，认为自己得了不治之症。想到原来生龙活虎、行动自如到现在猝然无法动弹，要长期在病榻上生活，失望、沮丧、焦灼的情绪就难以抑制，无名的怨恨也油然而生，态度变得生硬，情绪异常，面对自己的亲属表现尤为严重。

心情和病情相互影响

心理抑郁的患者，比较消极，获取帮助的欲望下降，肢体活动的意向减少，脑及全身的血流相对缓慢，脑部病灶部位的侧支循环也不易建立，因此肢体功能的恢复受到影响。而且很多患者及家属对正确的训练方法一无所知，一味用蛮力为患者进行肢体训练，造成误用综合征，结果导致肢体痉挛甚至挛缩畸形。由于肢体功能迟迟不见好转，患者的信心会遭受重挫，这进一步加重了抑郁。

而临床上也经常可以见到很多患者，他们有过上正常人生活的愿望，加上医生的充分理解和鼓励，抑郁心理开始得到缓解。在医生给他们进行了主动运动的功能训练和每天康复疗效的分析后，患者确实看到了肢体的逐渐好转，自信心增强，性格也重新变得开朗。

给中风患者一个好心情

心情的好坏对健康影响极大，好的心情能促进身体更快恢复，而坏的心情有可能让身体健康状况变得更糟。对于中风患者来说，久卧在床，或者行动不便肯定会影响心情，而且还会给照顾患者的家人带来负面情绪。要想让中风患者有一个好心情，需要做到以下几点：

● **对中风患者进行周密护理**：好心情来自身体的舒适感，身体不适以及需要没有及时得到满足，或者家人的不理解都可能会加重患者的心理负担。给患者周密而细致的照顾，让患者体会到家人的关怀与体贴，一定程度上能使患者的心情得到放松。

对神志清醒、思维无障碍的中风患者，要及时沟通，帮助其摆脱因疾病而产生的悲观、失望等情绪。

● **创造温暖的感情氛围**：人在生病后容易感到孤单、寂寞，此时极需要周围的人精神上的安慰，而创造温暖的感情氛围，如家人都围坐在患者身旁，讲述一天的工作、生活等，患者即使无法参与到对话中，听到大家的谈论，也能感受到生活的美好，从而产生积极的情绪。

鼓励患者理智地对待疾病、对待日后行动不便的生活。引导患者正确对待中风，了解中风后的生活，提前打好心理"预防针"。

中风患者容易产生失望、沮丧等情绪，家人有时也会因需要承担大量的护理工作或花费大量医药费而产生不良情绪，此时家人一定要尽量控制自己的心态，并安抚患者的情绪，以免影响患者的康复。

健康小贴士

　　肢体康复是心理康复的前提。

　　中风偏瘫并非不治之症，关键要选择科学、规范、合适、有用的治疗方法，让患者尽早摆脱肢体瘫痪的困扰，让抑郁随着肢体功能的康复而消退。切忌盲目锻炼产生的不良后果让患者的心理雪上加霜。

中风患者怎样远离残疾

中风是中老年人的常见病和多发病，是导致长期残疾的首要疾病。我国现有的500万～600万名中风患者中，约有3/4不同程度地丧失了劳动能力或生活自理能力。然而，通过康复训练，大多数中风患者的残疾都可以避免或减轻，甚至恢复生活自理能力和工作能力。

中风患者缺乏康复指导是致残的重要原因。一项调查结果显示：在中风一年后的患者中，从未采取过任何康复措施的高达42.4%。

中风患者预防残疾的关键是及时治疗加早期康复训练。当中风发生时，应立即将患者送到专科医院就诊，护送时让患者平卧，尽量少搬动和颠簸患者。到医院后，争取尽早确诊病因，对症治疗，减轻患者脑组织的损伤程度。脑血栓患者如果在6小时之内溶栓成功，可以不留后遗症。有人认为，中风患者住到医院，吃上药、输上液就万事大吉了。其实这是一种错误认识。因为中风患者常有肢体瘫痪，语言、认知等障碍，如果不及时进行康复训练，极易留下终身残疾。因此，中风患者仅有药物治疗是远远不够的，还要通过早期和持续的康复训练，尽可能使肢体功能恢复正常。

现代康复理论认为，急性期脑中风患者的临床药物治疗和康复治疗应同步进行，不能将两者截然分开。一项实验结果表明，1197例在急性期就开展康复训练的中风患者，95%的患者患病6个月后功能得以恢复，80%的患者在发病6周内恢复生活自理能力。

有资料显示，中风患者如果在1个月内开始康复训练，其功能达到生活自理者平均只需86天，而一个月后才开始康复训练，则需要100天以上，有时效果还不能令人满意。

有关研究也表明：中风患者康复训练开展得越早，功能恢复得越好，足下垂、肩关节半脱位等并发症也越少。

在进行康复训练的时候切忌盲目，注意两个方面：第一，切勿一味地长期卧床静养，否则易导致肌肉和神经的继发改变，如肌肉萎缩、关节挛缩等，这在康复医学上称为"废用综合征"；第二，提倡早期康复训练，并在康复专业人员指导下科学训练，否则将引起"误用综合征"。

如中风患者脑损伤后，常常会出现上肢屈肌张力高，甚至处于痉挛状态（如手指、手臂向内屈曲，不能伸直），但有些患者由于不懂康复知识，在本应锻炼手和臂的伸展功能时，却使用一种练握力用的"橡胶圈"拼命地练手的握力或用各种方法练习拉力，结果是强化了屈肌，越练手指和肘关节越伸不直，加重了手和臂的病态姿势和功能障碍，纠正起来更费劲。当然，中风偏瘫患者不是不要肌力训练，而是要科学地训练。中风患者训练的一般顺序是：从仰卧到侧卧，由侧卧到坐起和坐得平衡，再由坐到站和站得平衡，最后练习行走。训练上肢和口、面部功能要贯穿其中。康复训练一定要循序渐进，贵在坚持，切忌急于求成。无论病情多严重，只要有毅力，坚持科学训练，争取早期康复都是有希望的。

健康小贴士

　　中风患者要想远离残疾，一定要先有康复意识，而这个康复意识并不是人们简单想到的运动就可以，而是专业的康复训练。专业的康复训练能根据身体肌肉发展情况，进行细致而全面的调整，而自己盲目进行的训练，可能会让"行动不便"的情况变得越来越糟。因此，中风患者在康复时，最好请专业康复教练指导，如有条件也可到专业的康复中心进行康复。

急性脑中风康复"指南针"

急性脑中风的特点是"障碍与疾病共存",除了要进行运动使身体康复外,还要注意患者的语言、认知、心理等方面的康复。

急性脑中风的功能康复应尽早进行。

急性脑中风患者,只要神志清楚,生命体征平稳,血压值平稳,病情不再发展,48小时后即可进行功能康复锻炼,康复量应由小到大,循序渐进。

调动患者积极性

急性脑中风患者的康复实质是"学习、锻炼,再学习、再锻炼",要求患者理解并积极投入。在急性期,康复运动主要是抑制异常的原始反射活动,重建正常运动模式,还要加强肌肉力量的训练。

康复应与治疗并进

在治疗的同时进行康复训练,治疗和康复两手都要抓。目前已证实一些药物,如巴氯芬对抑制痉挛状态有效,在使用这些药时,要由小剂量开始,在医生的指导下选择应用。但要注意可乐定、哌唑嗪、苯妥英钠、安定、苯巴比妥、氟哌啶醇对急性期的运动会产生不利影响，应少用或不用。

值得强调的是，康复是一个持续的过程，在此过程中应该严密观察急性脑中风患者有无抑郁、焦虑，因为这些情绪会严重地影响康复的进行和功效。其中，家人的科学护理很关键。当家中有急性脑中风患者时，护理者要做到：

● 应保证患者的充分休息。

● 除血压特别高，其危害已经大于降压给中风患者带来的危害外，一般不主张给急性脑中风患者降压。

● 要不时给患者翻身，预防患者生褥疮。

● 多关注中风患者，保证其呼吸道畅通，可使其头部放平，必要时可及时给予吸氧。

● 经常给中风患者擦洗身体，讲究卫生，预防感染。

● 如果正处于急性脑中风的发作期，还需要在医生的协助下，每日使用1～2次的血管扩张剂。

另外，家人还需要多与中风患者聊天，这有助于平复中风患者的情绪，树立康复的信心。

健康小贴士

急性脑中风起病急，但恢复起来一点儿也不能急，当面对患有急性脑中风的亲人时，家人要保持一颗平静的心，不要对患者大吼大叫，更不能表现出不耐烦。当患者因亲人无法理解自己而烦躁不安时，要及时安抚患者的情绪。总之，只有让患者的心情舒畅，树立起康复的信心，才可能更好、更快地康复。

中风患者锻炼七法

　　中风患者卧床不动过久，就可能会出现感染、肌肉萎缩、关节挛缩和变形、深静脉血栓等并发症，而且卧床时间越久，恢复起来就越困难，这不仅会增加治疗的难度和治疗的费用，甚至会导致患者终身卧床不起，大大加重对家庭和社会的负担。

　　这里给大家介绍7个简单、实用的动作，坚持做下来，将会大有裨益。

活动颈部

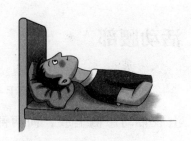

　　患者采取仰卧位，头部向后顶枕头，努力将颈肩部抬离床面。

　　经常做这个动作能够增加颈部的力量，为日后进行坐位训练打下基础。

活动肩关节

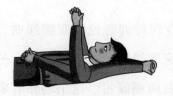

　　患者采取仰卧位，双手手指交叉（注意将患侧手的拇指放在外面），用健侧上肢带动患侧上肢，上举过

189

头，肘关节尽量保持伸直位。

这个动作可以保持肩关节的正常活动范围。

每天耸耸肩膀

中风的发生，几乎都与颈动脉内膜的胆固醇沉积而形成的粥样斑块有关。经常运动脖颈，可以减少发生中风的危险。颈部运动增强了头部血管的抗压力，颈部的肌肉、韧带、血管和颈椎关节也因此增强了耐力，并减少了胆固醇沉积于颈动脉的机会，有利于预防中风。每天2~3次，每次3~5分钟，柔和的颈部运动有益于康复。

活动腰部

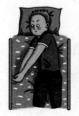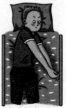

患者采取仰卧位，双手手指交叉，健侧上肢带动患侧上肢，向两侧触碰病床的护栏。这个动作可以增强患者腰部的侧向活动能力，增加腰部肌肉的力量。

活动髋关节

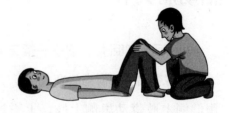

上身保持仰卧位，双腿屈曲，由患者家属辅助，将双腿并拢，分别向左右两侧倾斜。这个动作有利

于保持髋关节的正常活动度，锻炼腹肌及腰背肌力量。

活动臀部

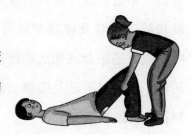

家属帮助患者弯曲双腿，双脚踩在床上，努力将臀部抬离床面，可锻炼患者的腰背肌力量。

多动脚趾

如果患者因中风出现了偏瘫，则要鼓励患者多动动脚趾，因为脚趾是整个下肢运动感觉的最末端，其运动感觉的恢复可影响整个下肢的运动感觉程度。脚趾的运动是下肢神经线路最长的，经常运动脚趾，可刺激这条神经，同时由于运动脚趾并不单单是神经的作用，还需要腿部肌肉、踝关节背屈能力的配合等，锻炼一处，可多处受益。

中风患者的脚趾训练宜从早期开始，危险期过后即可进行。最初，中风患者可由家属或医师握住脚趾进行屈伸运动，并摩擦足背肌肉，以刺激足背部的血液循环。在这个过程中，患者要努力感受自己脚趾的屈伸动作。这个训练可每天2～3次，每次20下，可以不拘地点、时间开展训练。

当患者自己能够感受到脚趾的屈、伸位置后，可自己进行脚趾训练。当然，一开始让患者独自完成训练可能还存在困难，此时医师或家属可适当帮助患者，鼓励患者完成脚趾伸展及踝关节背屈动作，然后带动整个足部的背屈肌肉。

在这里需要提醒中风患者或家属的是，脚趾训练对中风恢复非常有效，不过，这个过程需要每日坚持，循序渐进，而且起效的过程是漫长的，患者及家属都要有耐心。另外，中风患者在进行脚趾训练时，最好还结合其他运动疗法，比如可结合膝关节运动的伸展、颈肩运动、髋关节运动及腰部运动等，这样方能使患者在较短的时间内得到很大程度的恢复。

在锻炼的过程中，患者要保持正常呼吸，不要用力憋气，防止血压升高。做上肢运动时，应保持双上肢伸直。卧床期的患者，活动臀部不要求抬得太高，臀部稍微离开床即可。

健康小贴士

身体不用则废。中风患者，不可因为行动不便而长期卧床休息，那样更不利于身体的康复。患者不便于下床活动，可以先学习一些能够在床上完成的动作：如活动颈部、腰部、肩部、髋关节等。多做适量运动，可以有效预防中风的形成，对已经患有脑中风的人来说，可以让身体恢复得更快。

中风不同时期的康复训练法

中风患者的康复离不开家人的帮助。家人可在康复治疗师的指导下，参考以下方法对中风患者进行训练。

中风患者在软瘫期如何训练

根据脑部病变部位和情况的不同，中风患者在发病后1～3周内会处于软瘫期，正常人的肌肉力量分为五级，而在软瘫期的中风患者肌力、肌张力均出现下降。一些软瘫的中风患者肩关节处会有一块凹陷下去，就是因为此时手臂三角肌的力量很弱，使肩关节发生了半脱位。这个时期的患者仍然需要留院观察，大部分时间都需要在床上躺着。

处于此阶段的中风患者平躺在床上时，肩关节外旋、脚尖不自然地直指床脚的位置均是常见的异常姿势。如果此时家人没有帮患者把四肢摆回正常的位置，那么，在软瘫期过后的痉挛期，患者就会保持这些异常的姿势，并且会出现肢体僵硬、痉挛等现象。

这时，一个普通的枕头就可派上大用场。患者平躺时，家人可用一个枕头将患者偏瘫侧的肩膀和手上臂垫高，防止肩关节脱位，再用另一个枕头在患者膝盖窝下面垫着，从而使他的膝关节保持在稍微弯曲的位置。让患者的手指自然伸展，踝关节也摆到正常的姿势，也就是让患者的脚尖像正常人在放松平躺时一样指向斜上方，而不是绷直指向床脚方向。

中风患者在痉挛期如何训练

在软瘫期之后，大部分患者都会进入痉挛期。这个时期，患者往往已经出院回家，家人能够帮助患者做的康复治疗也更多。对于屈肌痉挛的上肢一般要进行伸展训练，家人可以带动患者偏瘫一侧做伸肘、肩膀外展和手臂向后伸的运动。对于伸肌痉挛的下肢，要锻炼屈肌的力量，可以让患者躺在床上，家属帮其抬腿屈膝，让膝盖尽量往上身方向靠。

痉挛期患者最常见的是手臂弯曲呈"挎篮样"，这时要让肘关节放松，只需轻轻拍打他的肱三头肌即可，只要拍打的位置正确，就能像找到"开关"一样，患者的手臂自然会慢慢伸直开来。至于屈曲的五指，只要轻轻打开大拇指，其余四根手指也会"自动"打开。对于僵直的腿，只要轻按这一侧的大脚趾，膝关节也就会自然地弯曲了。

在痉挛期，要对患者进行坐位站立训练。坐位训练时患者可以先由家人扶着双手，上半身靠着椅背或者墙壁，等肌肉力量和平衡力进一步恢复时，家人再逐渐放手，让患者独立坐直。在站立训练的初期，患者可能会因为偏瘫一侧的腰肌和腿部力量不够而站不起来，这个时候家人可以与患者面对面站，让患者背部靠着墙壁，用腿顶着患者偏瘫侧的膝盖，同时双手扶着他的肩膀给他以支撑。

肌力锻炼可以让患者尽快独立坐和站起来，可以让患者在床上上半身平躺，两腿的膝盖屈起来，两脚踩在床上，然后尽量抬高臀部，动作保持5秒后再放下，反复进行锻炼直到患者感到疲劳为止。

为了配合患者的康复，家居环境也要适当进行改造，比如把蹲厕改成坐厕，在屋内墙上尤其是洗手间内安装扶手等。

中风患者在康复期如何训练

在痉挛期过后，偏瘫患者就会进入康复期，大约是在中风发作后的半年到一年内。这个时候应该在尽量保持患者残余功能的基础上，进行康复训练。家人可以帮助患者进行肌力训练和耐力训练。如何帮助患者进行肌力训练，以下几点可供参考：方法一，在患者偏瘫一侧的手上和腿上绑上适当重量的沙袋，让手脚上的关节进行全方位的活动，可以锻炼患者的肌肉力量，根据患者康复的进展，沙袋的重量可以从轻到重变化调整；方法二，偏瘫患者在重新学习走路时容易出现步态异常，这是因为肌肉力量恢复不足引起的，可以让患者试试用偏瘫一侧的腿单独站立，锻炼这一侧肌肉的力量，步态异常的现象应该会有所改善。耐力训练：可以让患者平躺在床上，双腿在空中做"骑自行车"的动作。

上述训练应以不让患者感到过度疲劳为宜。

健康小贴士

　　尽管中风患者的康复训练越早越好，但专业人员还是建议，脑血栓患者可以在发病后7天再进行康复训练；如患者神志清醒，则在发病后第2天就可以进行康复训练。脑出血患者的康复训练需要看急性期是否过了，一般在发病后第21天急性期过后，只要神志清楚，病情平稳，就可以进行康复训练。

中风康复期的注意事项

中风患者度过急性期后，多数病情都会相对稳定下来。但还有以下一些问题需要注意。

心理护理

急性期家属及患者的注意力在抢救生命上，而在康复期则往往急于功能恢复，很多中风患者要求很快自理，甚至想去工作。要求用新药、新方法治疗的患者也很多；也有部分中风患者表现悲观、失望，精神抑郁。

因此，要鼓励患者实事求是地对待自己的疾病和身体功能，力争在取得良好的预后，乃至完全恢复后再重新投入工作中。对产生消极情绪的患者，要多鼓励他们树立战胜疾病的信心，与医护人员、家人配合好共同战胜疾病。急于求成，反而是欲速则不达。

合理用药

有时候亲友或家属看着亲人受到病痛折磨很着急，在医生治疗的基础上，还自行加用许多药物。乱用药物会对胃、肝、肾或造血系统产生不良反应，不但不能加快恢复，反而会引起其他问题。

防止中风再发

在恢复期预防再发很有意义。因为中风可以突然再发，发作次数越多，每次的后遗症加起来，预后就更差，死亡率也大大增加。在恢复期也要防止再发，注意血压平稳，心脏、肺部有无并发症等。

做好家庭康复

康复期一般是在家中度过的，这一时期药物治疗已不是主要疗法。家属应在医生的指导下，了解如何做好患者的家庭康复，并持之以恒地帮助患者做好康复训练。

康复期的护理

做好基础护理，保证患者基本的生活需要；做好特种护理，视具体患者、病情施护，如对鼻饲管、留置尿管的护理等。

健康小贴士

除了上述内容外，中风患者在康复期还需要注意：康复训练必须遵循持之以恒的原则，否则锻炼的效果得不到巩固。同时，还要遵循循序渐进的原则，否则可能因运动量过多而给中风患者造成肢体上的伤害。另外，在康复过程中还需要注意安全，加强正常肢体和躯干功能的锻炼，以代偿残肢功能。如果需要辅助装置及简单工具，一定要学会使用。最后，还要预防肩发僵、肢体挛缩畸形等后遗症的发生。